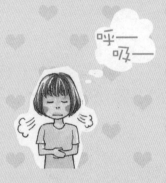

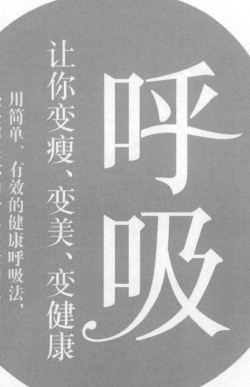

呼吸

让你变瘦、变美、变健康

用简单、有效的健康呼吸法，
轻松解决你的身体健康问题。

【日】椎名由纪◎著

于婷婷◎译

吉林出版集团 吉林科学技术出版社

图书在版编目（CIP）数据

呼吸：让你变瘦、变美、变健康／（日）椎名由纪
著；于婷婷译. -- 长春：吉林科学技术出版社，
2012.10
ISBN 978-7-5384-6270-8

Ⅰ. ①呼… Ⅱ. ①椎… ②于… Ⅲ. ①人体－呼吸－
调节（生理） Ⅳ. ①R332.3

中国版本图书馆CIP数据核字(2012)第219696号

呼吸：让你变瘦、变美、变健康

著　　者　【日】椎名由纪
译　　者　于婷婷
出 版 人　张瑛琳
责任编辑　孟　波　王旭辉　马艺轩
封面设计　南关区涂图设计工作室
版式设计　赵　哲　林　明　张启跃　陈晓娇　段　卓　姜　丽　庞甜甜
开　　本　720mm×990mm　1/16
字　　数　160千字
印　　张　8.5
印　　数　6 000册
版　　次　2012年12月第1版
印　　次　2012年12月第1次印刷

出版发行　吉林科学技术出版社
实　　名　吉林科学技术出版社
社　　址　长春市人民大街4646号
邮　　编　130021
发行部电话/传真　0431-85677817　85635177　85651759
　　　　　　　　　85651628　85600611　85670016
编辑部电话　0431-85610611　86037698
邮购部电话　0431-86037579
网　　址　www.jlstp.net
印　　刷　长春新华印刷集团有限公司

书　　号　ISBN 978-7-5384-6270-8
定　　价　35.00元
如有印装质量问题可寄出版社调换
版权所有　翻印必究　举报电话：0431-85635185

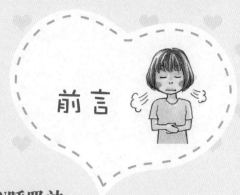

前言

ZEN呼吸法，
让你真实地感受变美、变瘦、变健康

由于我长期苦于身体不适，当我得知用呼吸法可以得到改善的时候很是欣喜，心想："如果呼吸法真的奏效的话，那么我就不用再经常跑医院或者每天吃药了"。但由于仅是听说，所以在起初的时候，我对呼吸法还是抱有一定的怀疑态度的，也许你此刻的想法也是这样。

可是，在亲身经历过后，现在我可以很负责地说，如果想对肩部酸痛、头痛、便秘等各种身体不适，以及郁闷、消极的情绪说再见的话，现在开始马上调整你的呼吸吧！因为呼吸本是生命之源，而且，也是呼吸法让我变得如此精气十足！

还记得，当我从医生那儿得知我的胶原病（胶原病是具有原因不明的发热、出现皮炎但不痒、关节疼痛且肿胀、肌肉疼痛等共同特点的一系列疾病的总称，又称结缔组织病），检查结果也没有异常时，我几乎无从下手。当我听到呼吸法的那一刻，我就像是找到了救命稻草一样，并持着半信半疑的心情，开始尝试进行ZEN呼吸法的学习。

令我惊讶的是，自从运用呼吸法之后，我居然觉得全身都畅通了。当我感觉开始有效果的时候，我更加坚持用ZEN呼吸法呼吸，而后感觉常年困扰我的头痛症减轻了，膝盖肿胀以及肢冷去哪儿了呢？而且也不需要再做针灸和按摩了。周围的人都说"瘦了好多哦""变漂亮了"等诸如此类的话。

"这就是呼吸法吗？"为什么从高中开始持续了15年以上的自主神经

失调，以及原因不明的身体不适都已经完全消除了？效果真让人吃惊，我感到迷惑不解。自那时起，我开始研究起来，并把"ZEN呼吸法"进行了动作化分解。现在，就像是做梦一样，我可以问心无愧地说："我很健康，而且精力旺盛！"

但是，让我深感遗憾的是，在这个世界上，还有很多身体不适的人都还不知道呼吸法能够改善那些不适状况。在精神压力充斥、空气污染严重的现代社会，呼吸深浅不一、在不知不觉中已感到身心疲惫的人确实为数不少。

人类因吐出第一口气而出生，到最后一口气生命结束，呼吸持续一生。是否运用正确的呼吸方式，对你的健康和生命都有很重要的影响。实际上，我的学生们都在渐渐地变漂亮了，也健康了。因为呼吸可以使人变美、变瘦、变健康！在本书的"呼吸美动作"部分，我将为大家介绍，因ZEN呼吸法挽留住美丽和健康的动作。

还在苦恼于各种身体不适的你，让我们一同运用呼吸的力量，抓住美丽、健康和好精神吧！

目录

目 录

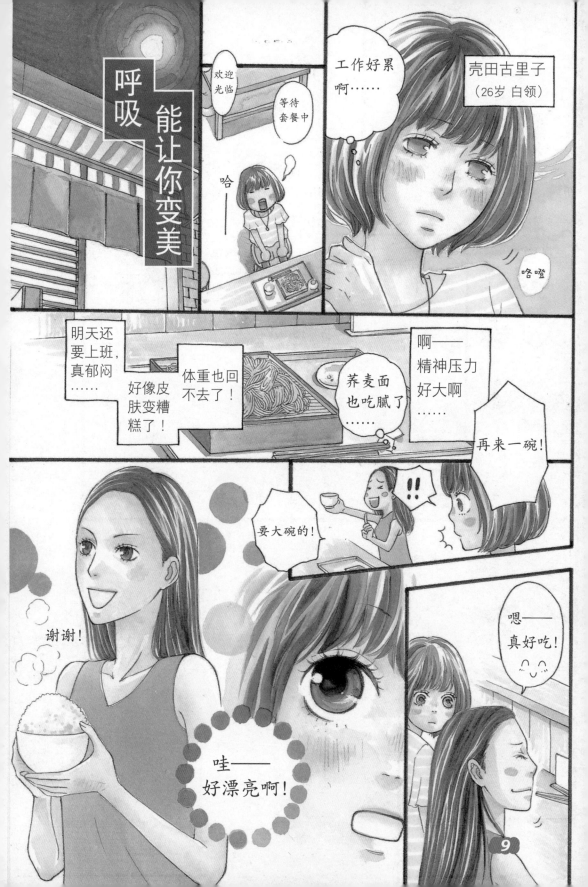

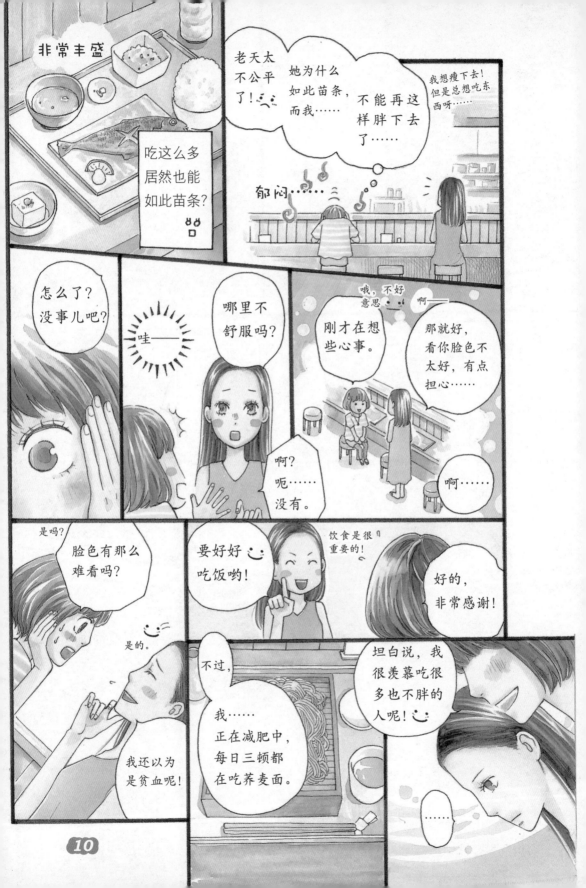

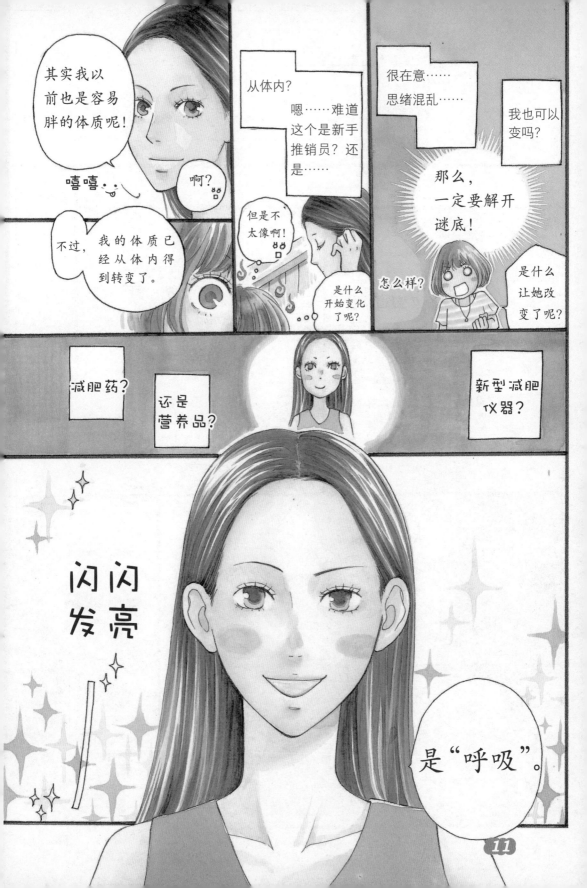

诶？呼吸？

是的，是"呼吸"！

呼——吸——

嗯，不过我一直在呼吸呀！

如果用呼吸可以减肥的话，不会有……

您好，我叫椎名由纪。

执行董事代表
椎名由纪
Yuki Shiina

不过，很遗憾。

可能是您呼吸的方法不对……

在东京讲授呼吸法课程。

……

呼吸法？

是不是时常感觉肩部不适，有花粉过敏症，还很容易感冒呢？

！！

啊

那是因为呼吸不当引起的哟。

眼睛

你——

发亮

而且经常心情烦躁，

呃？那是为什么？

惊讶

好像淋巴被堵塞了一样……

椎名在做健康调查。

通过气色、呼吸和身体姿态就能够看出来，身体哪儿出现了问题。

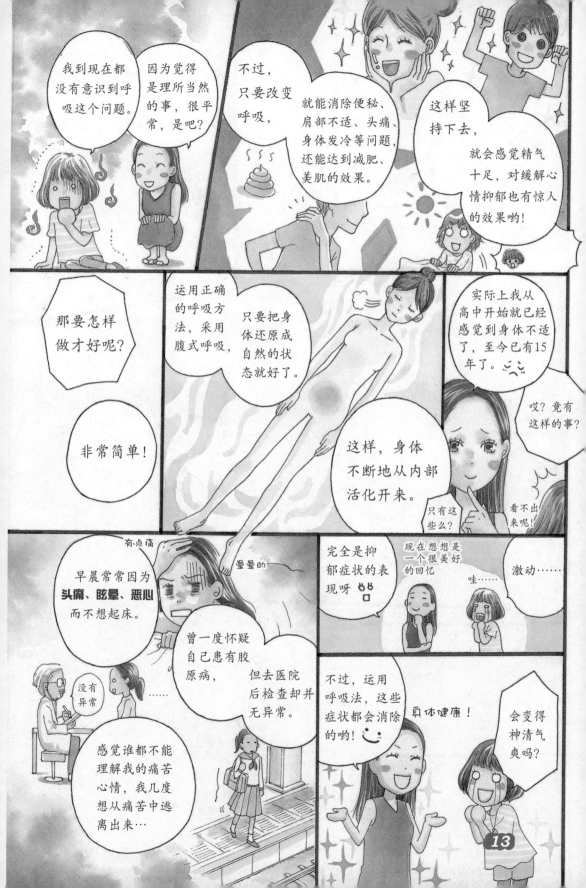

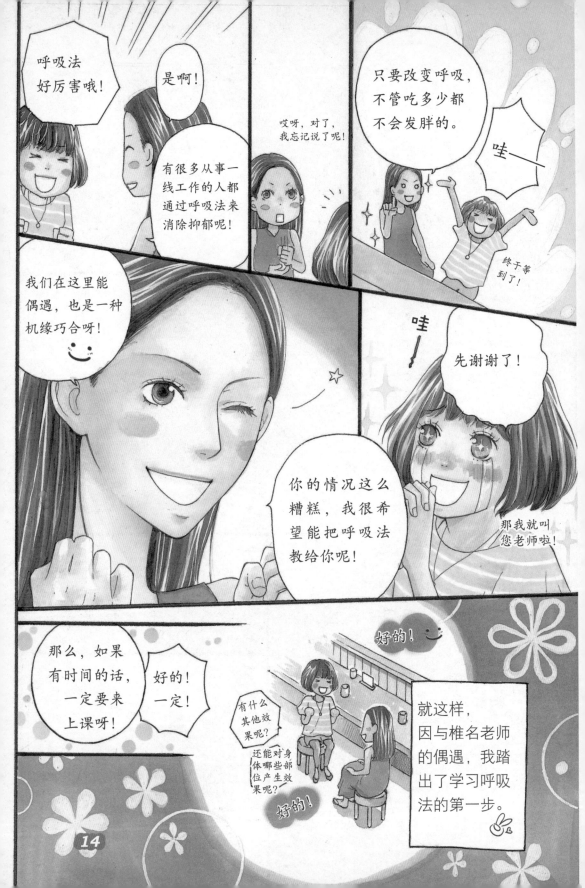

14

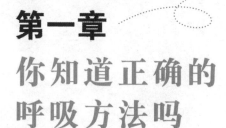

第一章
你知道正确的
呼吸方法吗

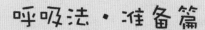

呼吸法·准备篇

　　现代人中有很多"疲倦呼吸"的人，这些人身上都会有或多或少的身体不适及精神压力，可以说这些身体不良状况都是由于呼吸方式不当而造成的。

　　在进行ZEN呼吸法之前，我们来进行一下平常的呼吸吧！

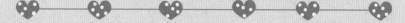

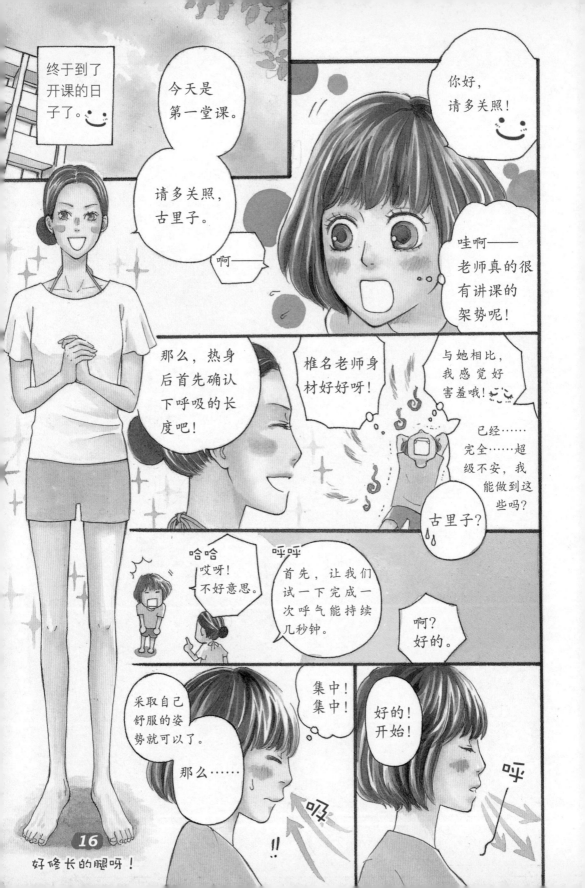

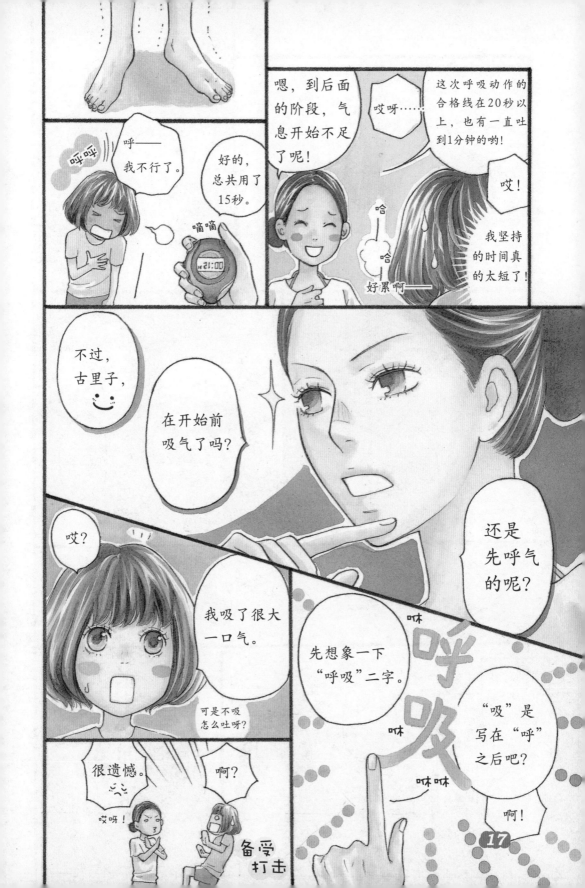

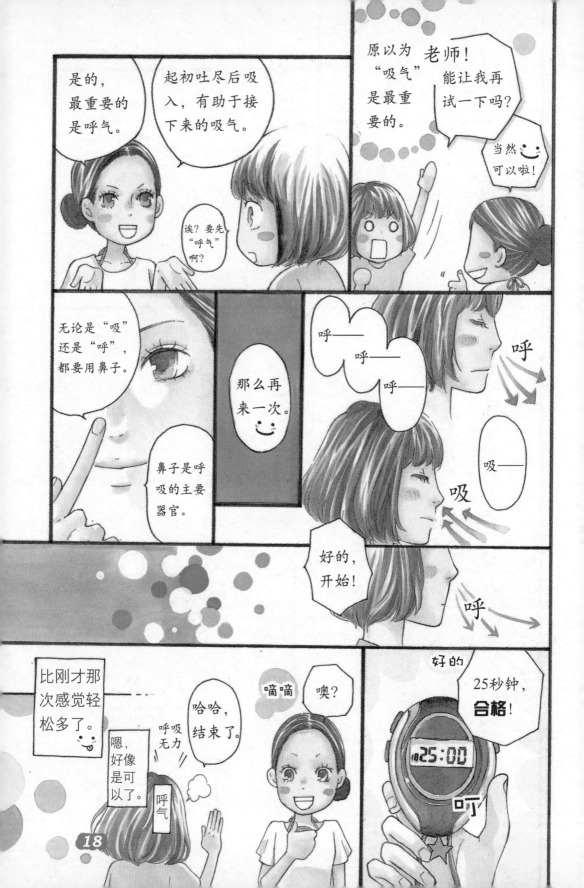

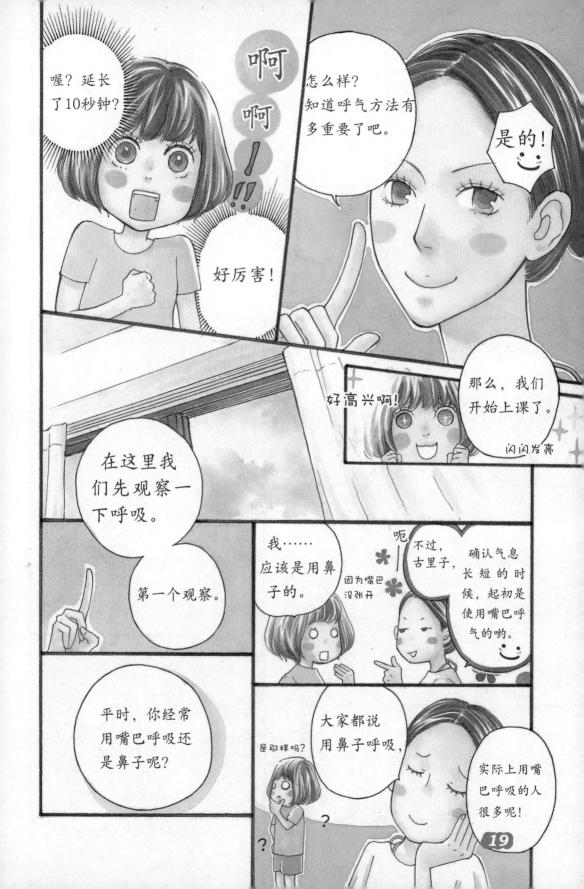

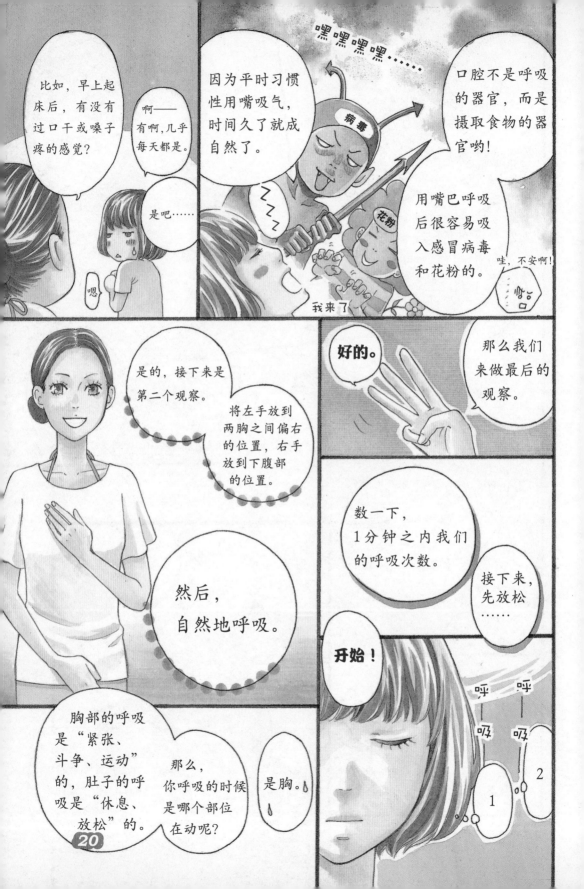

比如，早上起床后，有没有过口干或嗓子疼的感觉？

啊——有啊，几乎每天都是。

是吧……

嗯

嘿嘿嘿嘿……

因为平时习惯性用嘴吸气，时间久了就成自然了。

病毒

花粉

口腔不是呼吸的器官，而是摄取食物的器官哟！

用嘴巴呼吸后很容易吸入感冒病毒和花粉的。

哇，不安啊！

我来了

是的，接下来是第二个观察。

将左手放到两胸之间偏右的位置，右手放到下腹部的位置。

然后，自然地呼吸。

好的。

那么我们来做最后的观察。

数一下，1分钟之内我们的呼吸次数。

接下来，先放松……

开始！

呼——吸

呼——吸

2

1

胸部的呼吸是"紧张、斗争、运动"的，肚子的呼吸是"休息、放松"的。

那么，你呼吸的时候是哪个部位在动呢？

是胸。

20

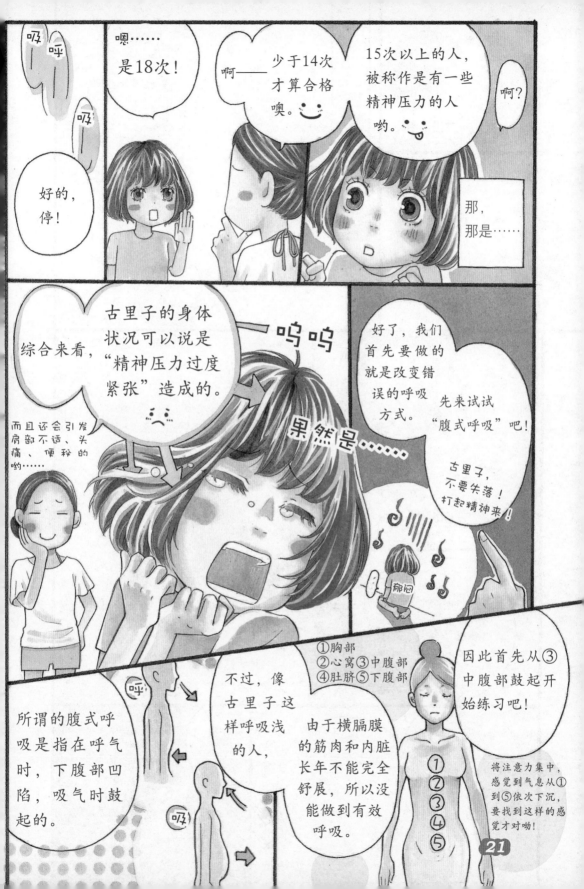

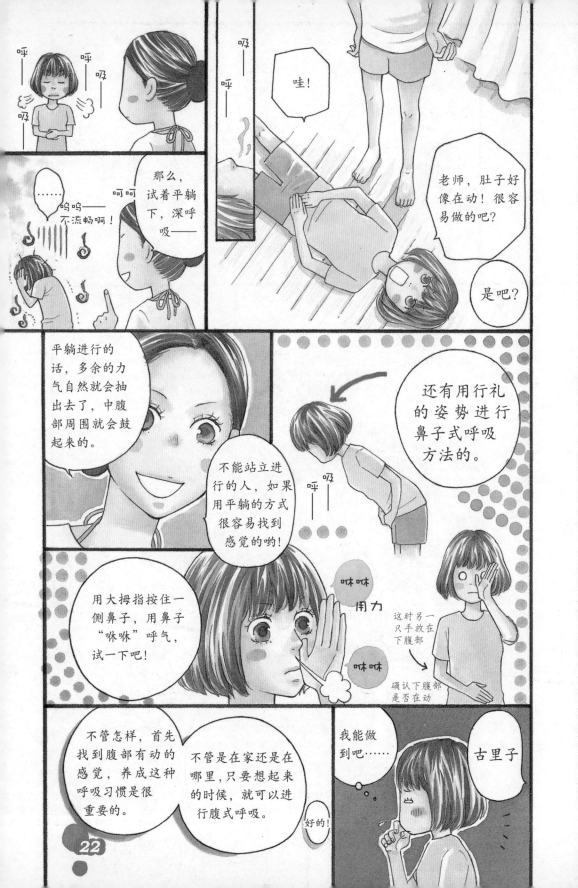

呼—
呼—
吸—
吸—

……
呜呜—
不流畅啊！

呵呵

那么，试着平躺下，深呼吸—

吸—
呼—

哇！

老师，肚子好像在动！很容易做的吧？

是吧？

平躺进行的话，多余的力气自然就会抽出去了，中腹部周围就会鼓起来的。

不能站立进行的人，如果用平躺的方式很容易找到感觉的哟！

还有用行礼的姿势进行鼻子式呼吸方法的。

呼—
吸—

用大拇指按住一侧鼻子，用鼻子"咻咻"呼气，试一下吧！

咻咻

用力

咻咻

这时另一只手放在下腹部

确认下腹部是否在动

不管怎样，首先找到腹部有动的感觉，养成这种呼吸习惯是很重要的。

不管是在家还是在哪里，只要想起来的时候，就可以进行腹式呼吸。

好的！

我能做到吧……

古里子

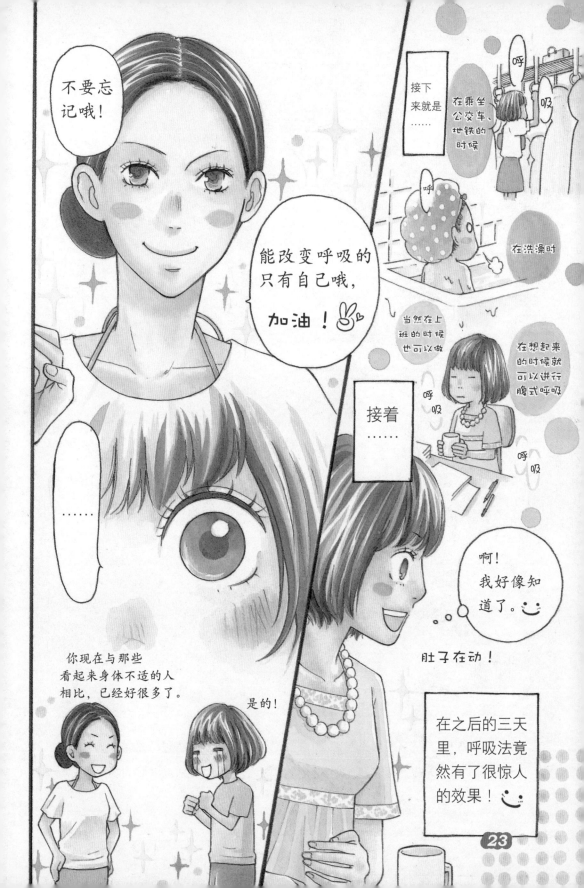

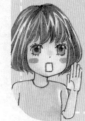

🐝 第一节

完成一次呼气你需要多少秒

虽然很突然，但是请问大家，你完成一次呼气最长需要多少秒呢？我们来测试一下你的呼吸方式是否正确吧！请把表放在手中，现在开始测试。

- 🖤 持续20秒以上的人…………达到合格！
- 🖤 没能坚持到20秒的人…………错误呼吸的可能性大。

所谓的错误呼吸即是指"浅而快的呼吸"，因为浅而快的呼吸会使人在呼吸中摄取氧气的量变少，不能达到人体细胞所需的充分的氧气量。因此，容易提前引发疲劳、抵抗力下降，容易患病、老化。另外，浅而快的呼吸会使代谢功能减弱，易使人发胖，实际上因此而患上便秘的人也是很多的。这些也可以说是自主神经紊乱造成的。

仅用呼吸就能够改善吗？是的！就是在无意识的情况下，重复每天、每分、每秒的呼吸！在本书里，我想传达的是，呼吸给身体带来健康影响的同时，对"美容""减肥""心理健康"也会带来非常大的影响。

在开始确认前，你有吸气或者呼气了吗？

如果，是像深呼吸那样"嘶嘶"大口吸气的人，很遗憾！

正确的呼吸方式最重要的是呼气。如果不把身体里的气息全部呼出的话，吸入的量也会随之变少，可以说就完全变成了"浅而快的呼吸"。

把气息全部呼出，然后再自然地吸入，这才是正确的呼吸方式。首先，请深深地、慢慢地把气息呼出去吧！

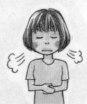

自主神经和呼吸的关系

我们无意识状态的呼吸，是依靠自主神经来作用的。过度的压力会导致自主神经失去平衡，会使呼吸变得急促或者出现间歇性停止呼吸等呼吸混乱的现象。在这种情况下，有意识地调整呼吸，可将呼吸命令信号传到自主神经，从而调整自主神经的不良状况。也就是说，自主神经能够通过有意识的呼吸得到调整。

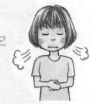

"呼""吸"两字
相比，"呼"为先

　　"呼吸"从字面上很容易看出"呼"在先，"吸"在后！所以像"大口吸气——呼气"的深呼吸实际上是错误的。正确的方法是"一点点呼气后呼气，再呼气，呼尽后再吸入！"没有呼气的话，就不能充分地吸入。如果将气息呼尽的话，就能够很自然地吸气了。我希望大家通过本次呼吸法的练习，能够改正错误的呼吸方式。

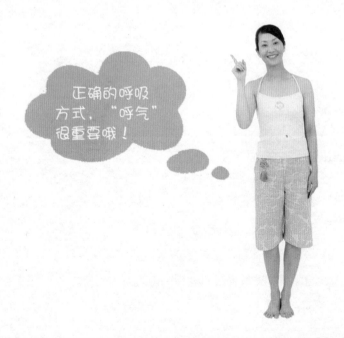

正确的呼吸方式，"呼气"很重要哦！

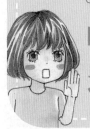

呼吸时是用"鼻子"还是"口腔"

接下来，让我们观察一下自己的呼吸吧！在无意识的呼吸过程中，大部分人都没有发觉自己的呼吸习惯是错误的。发现出错后及时调整是很重要的。那么，让我们开始吧！

观察1

呼气和吸气时，"鼻子"和"口腔"应该使用哪个呢？

通常，我们会利用鼻子或口腔呼吸。比如，在进行体育运动以及说话时会用口腔呼吸。因为在运动过程中，会一次性需要大量的氧气，如果不用口腔呼吸的话，会跟不上身体需求。在说话时，如果用鼻子呼吸则会浪费时间，所以身体会自然而然地使用口腔进行呼吸。

但是，用口腔呼吸的方式会造成呼吸次数增加，从而对于呼吸本身来说很容易使呼吸变得短浅，久而久之则完全变成了"浅而短促的呼吸"。

另外，随着口腔式呼吸中吸气次数的增加，吸气后可刺激交感神经，促使心速加快。在体育运动过程中是不得已用口腔进行呼吸，但是如果在睡眠和平静时都使用口腔呼吸，交感神经会处于优势状态，导致身体不能得到很好的休息。

其实，人们最应该使用的呼吸器官是鼻子。为什么这么说呢？因为鼻子里鼻毛可以把吸入气体中的病菌和脏东西阻隔在鼻腔外；另外，鼻子里面的鼻腔黏膜等吸附了杂菌，同时给吸入的空气加温、加湿，使空气在清洁而舒适的状态下被吸入到体内。

但是，口腔却不具备这种过滤的功能。口腔原本是摄入营养物质的器官，病菌及病原体会随着口腔的呼吸而从口腔进入体内，所以口腔不具备优势呼吸的条件。

因此说，鼻子呼吸最具备优势呼吸的条件。

口腔呼吸会
增加睡觉时
喉咙损伤的
可能性

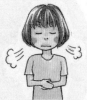

人睡眠时的呼吸方式可以视为是其日常习惯的呼吸方式。所以，在早上起床时，口干、喉咙疼、口臭严重的人们，在日常生活当中用口腔呼吸的可能性很大。

使用鼻子呼吸
可减轻花粉症

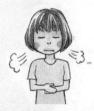

　　虽然鼻子是呼吸器官，但努力减少、阻挡病菌及脏东西进入体内的是鼻毛。一般情况下，人们在处于脏乱的地方后，鼻毛会自动伸展开，可以说这是身体防御病菌等有害物质的本能。如身处在烟民聚集的人群中时，鼻毛就会自动伸展开。一般来说，用口腔呼吸的人在用鼻子呼吸后，花粉症状会得到明显缓解或消除。这也许是因为鼻毛和鼻水除去了花粉的缘故。所以，有花粉症而且用口腔呼吸的人们，一定要将呼吸方式调整为用鼻子呼吸！

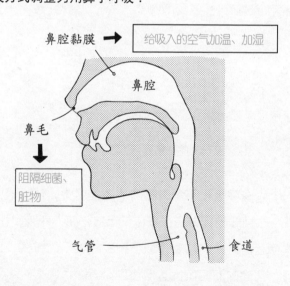

鼻腔黏膜 ➡ 给吸入的空气加温、加湿

鼻腔

鼻毛

⬇

阻隔细菌、脏物

气管　　　　食道

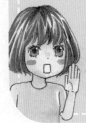

🐝第三节

呼吸后，你的"胸腔"和"肚子"是哪个在动

接下来是第二个观察。先把·只手放在胸膛上，另一只手的拇指贴到肚脐上，其他四指自然放到下腹部，试着自然呼吸。

🐌 **观察2**

在呼吸时，胸部和肚子哪个动得幅度大呢?

如果一个人在呼吸过程中胸部的活动幅度大，那么他的呼吸被称作是胸式呼吸。这种呼吸犹如是在做体育运动，使人呼吸"浅而短促"。

在做体育运动时，必然要采取"胸式呼吸"的方式，此时，肋骨间的筋以及肩、颈部的筋和肌肉运动加剧。当一次吸入过多的氧气时，胸部被肋骨环绕，肺部并没有鼓起，导致实际上氧气的摄取量意外变少，常年训练的运动员除外。由于身体想获取更多的氧气，因此呼吸次数增加，呼吸方式进一步变成了"浅而快的呼吸"。就像是一种力量通过肩部进入，而后经过活动、紧张、斗争等信号，最后传输到大脑。我把它用别名"紧张、斗争、运动的呼吸"来称呼。另外，在一定的时间段内，如果每次都吸入过量的氧气，那么呼吸方式很容易变成"口腔呼吸"。因此也可以说是"口腔呼吸"容易转变成了"胸式呼吸"。

另一种情况是，人在呼吸过程中腹部的活动幅度较大，我们将这种呼吸方式称作是腹式呼吸。因为腹式呼吸会使横膈膜上下动作幅度加大，当肺部向下方活动时，能够摄取大量的氧气。这种呼吸方式就是"深而长的呼吸"，它是一种能够使身体得到放松，并使人感觉到身心

睡眠时，用胸式呼吸会使身体得不到充分休息。

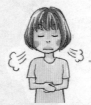

胸式呼吸是着重使用胸部、肩部以及背部肌肉的呼吸。如果在睡眠时采用这种呼吸方式，会增加胸部、肩部及背部肌肉与床垫和被子的摩擦力，从而使呼吸受阻，其推斥力会使身体变得疲乏。因胸部、肩部、背部在胸式呼吸时会处于紧张状态，因而身体不能得到充分休息。平日里，我们应该加强腹式呼吸的训练，让我们的身体习惯运用腹式呼吸的方式进行呼吸，从而让我们能拥有一份放松而又舒适的睡眠。

舒畅、愉快的稳定式呼吸。另外，横膈膜的上下运动，仿佛在对内脏进行按压式按摩，能够使体内内脏器官的功能充分发挥出来。也就是只要很好地运用呼吸使内脏活化，便能够促进身体自然代谢，连带内脏中的脂肪也会因此而被代谢排出，所以腹式呼吸有利于瘦身、减肥。

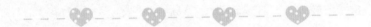

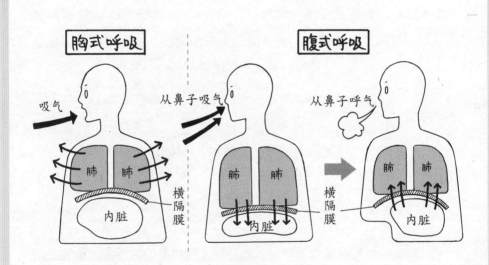

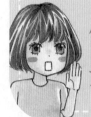

你1分钟的呼吸次数 是多少

现在，是第三个观察。请做好准备。

观察3　1分钟你能呼吸几次呢?

呼吸在14次以内的人…………合格。

呼吸15次以上的人…………精神压力过多的可能性大。

1分钟能呼吸15次以上的人被称作是"浅而快速呼吸"的人。

如果持续这种浅而快速的呼吸，则氧气不能充分被吸取，不仅容易使人产生疲劳感，抵抗力也会下降，而且容易衰老，这些都是由于身体经常处于"紧张、斗争、运动中的呼吸"中而产生的不适感。

虽然我们每天都在呼吸，但呼吸却都是在无意识状态下进行的。我们在不经意间运用了错误的呼吸方式，就好比身体在不知不觉中正在积累负健康一样。实际上，这是一件很恐怖的事情。

不过，不用慌张，只要有意识地对呼吸进行正确的训练，就可以将浅而快速呼吸的习惯转变成深而长的呼吸习惯。

深而长的呼吸是使你变美、变健康的秘诀。我们每个人都会伴随着"哇——"的一声而呼出第一口气，然后便开始了一生的不停息的呼吸。改变呼吸方式，对改变自身健康状况有着重大的影响。采取错误的呼吸方式进行呼吸的人，随着身体的变化，心理状态也在变化。当然，伴随着这些变化，还会发生更多的身体健康问题。

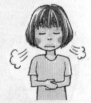

僧人可以在
1分钟之内
仅呼吸3次

每天，采用极细又长的呼吸方式念经的僧人，1分钟的呼吸次数竟然可以只有3次。坐禅时也有呼吸法，禅僧平时都会训练自己进行细而长的呼吸。而且，据说禅僧中长寿的人很多。因此，气息长也被说成是长寿的秘诀。

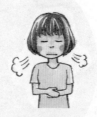

呼吸也是
一种锻炼

　　体育运动是这样，让身体在没有意识的情况下记忆，需要重复练习，呼吸也同样。

　　想要改变自身已有的无意识呼吸的习惯，只能重复进行纠正呼吸练习。一天不练习便可能就回到了几天前的呼吸状态。让我们每天都快乐地进行呼吸练习吧！

"口腔呼吸+胸式呼吸"的缺点

· 不能充分吸取氧气
· 交感神经处于首位
（体态紧张）
· 产生疲劳和身体不适
· 内脏很难得到充分运动

"鼻子呼吸+腹式呼吸"的优点

· 氧气吸入多
· 副交感神经处于首位
（体态安静）
· 身体放松和稳定
· 按摩内脏

口腔呼吸+胸式呼吸

鼻子呼吸+腹式呼吸

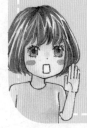

第五节
腹式呼吸动作练习

"鼻子呼吸"+"腹式呼吸"="深而长的呼吸",这也正是造就"美丽健康身体"的呼吸方式。

那么,就让我们把每天的呼吸改变成"鼻子呼吸"+"腹式呼吸"吧!

腹式呼吸是利用腹压呼气时,下腹部凹陷,吸气时下腹部鼓起。为什么要这样做?是因为用这种方式呼吸有利于加大横膈膜上下运动的幅度。

其实,肺本身是不会自行伸缩的,因为空气进入肺部,使肺部周围数条呼吸静脉进行运动,从而促使肺部开始伸缩。呼吸静脉有很多条,起着相辅相成的作用。腹式呼吸主要使用的是"横膈膜"的肌肉,胸式呼吸主要使用的是"肋间"的肌肉。肋间肌肉被肋骨包围,扩散受限制。

腹式呼吸在吸气时,横膈膜大幅度下降,呼气时则上升。ZEN呼吸法是在很大程度上利用横膈膜,其主要特征是连续使用腹部肌肉,尽可能多地使腹部周围肌肉都能进入良好状态。

我们应该养成腹式呼吸的习惯，因为不经常采用腹式呼吸的人，横膈膜周围的肌肉会变硬，而已习惯胸式呼吸的人，突然将呼吸方式转变为腹式呼吸，有很大一部分人的横膈膜不能够立即运动起来……为了使横膈膜能够动起来，请试着"先用单侧鼻子咻咻的呼吸"。

胸式呼吸是
怎样形成的

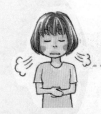

胸式呼吸主要使用的肌肉是肋间肌。这种呼吸法是依靠肋骨向外扩张来吸气的，肋间肌向上发力，使胸廓扩大。同时，肩部、颈部、背部周围的肌肉就会紧张起来，促使吸气时比较用力，导致呼吸短促。如在做体育运动时，就容易导致这种呼吸方式。如果长期持续运用这种呼吸方式呼吸，那么很容易导致肩部及颈部不适。

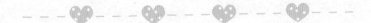

单侧鼻子咻咻呼吸的练习步骤

1.用一只手的拇指，发力于同侧鼻翼，堵住同侧的鼻孔
（肘部、肩部自然向下）；
2.另一只手的拇指贴到肚脐上，手掌张开；
3.没有堵住的另一侧鼻孔，用大一点的力气咻咻地呼气；
4.连续咻咻呼气，请记住腹部凹陷和在反作用下空气进入
肚子的感觉。

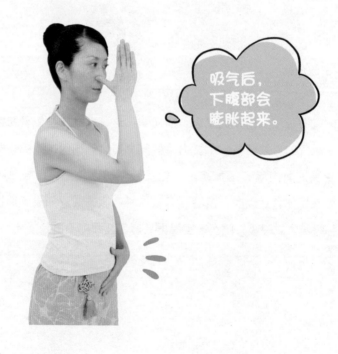

吸气后，
下腹部会
膨胀起来。

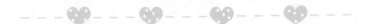

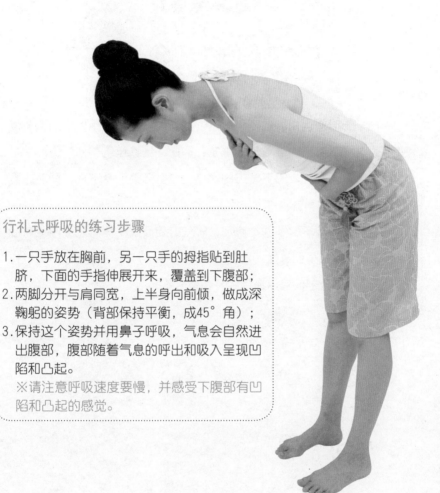

行礼式呼吸的练习步骤

1. 一只手放在胸前，另一只手的拇指贴到肚脐，下面的手指伸展开来，覆盖到下腹部；
2. 两脚分开与肩同宽，上半身向前倾，做成深鞠躬的姿势（背部保持平衡，成45°角）；
3. 保持这个姿势并用鼻子呼吸，气息会自然进出腹部，腹部随着气息的呼出和吸入呈现凹陷和凸起。

※请注意呼吸速度要慢，并感受下腹部有凹陷和凸起的感觉。

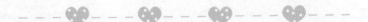

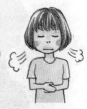

下腹部不能鼓起的人，可以从胸口往下按①到⑤的顺序，寻找气息下沉的感觉！

由于长时间运用胸式呼吸方法，因此，横膈膜周围的肌肉会越发变硬，这样下腹部就很难动起来了。因此，请按照①胸部、②胸口、③中腹部、④肚脐、⑤下腹部的次序，使吸入的气息下沉，同时，要找到腹式呼吸的感觉。

特别需要练习的是③中腹部，吸气时使腹部两侧膨胀，呼气时肚皮慢慢向中腹部里侧靠拢。建议，中腹部的练习到一定程度后，可以按④肚脐、⑤下腹部的顺序继续练习。

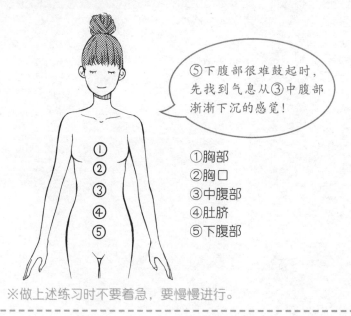

⑤下腹部很难鼓起时，先找到气息从③中腹部渐渐下沉的感觉！

①胸部
②胸口
③中腹部
④肚脐
⑤下腹部

※做上述练习时不要着急，要慢慢进行。

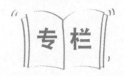

ZEN呼吸法治好了我的不孕体质，并帮助我顺利生产

大神泉美

在没有遇到椎名老师和ZEN呼吸法之前，我记得我总是感到身体不适。直到有一天，我听到了"呼吸法，开始了"的宣传活动，我感到非常振奋……

我的身体不适主要来自于两方面：一方面是在我大儿子出生后，我感到体质开始变差，有了荨麻疹、哮喘等症状，已经长达一年多了；另一方面是痛苦不堪的流产。在我感觉到自己的身体状况非常糟糕，并且找不到良好的解决方法的时候，是椎名老师教会了我ZEN呼吸法。

在没有当播音主持之前，我就已经开始进行腹式呼吸的训练了，现在又增加进行ZEN呼吸法中的横隔膜运动以及体内信号传输的训练，这使我收获到了令人吃惊的效果。

通过ZEN呼吸法的训练，先是让我感觉到了全身通畅，长年困扰我的体寒症有所改善，在我还没意识到是ZEN呼吸法的作用时，我患有的荨麻疹和哮喘也渐渐消失了。之后，我的二儿子也顺利出生了。因为是初次正常分娩，ZEN呼吸法帮我缓解了分娩时的阵痛。护士还夸我说："因为母体呼吸特别顺畅，也减轻了分娩时的疼痛程度"。在妊娠反应时，ZEN呼吸法也帮助我稳定了情绪。这也是我想把ZEN呼吸法推荐给将来要做妈妈的女性朋友的一个重要原因！

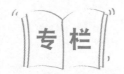

在习惯了晨起后练ZEN呼吸法之后，我每天早晨都能倾听到来自身体的声音，当身体状况有变化时，也很容易察觉到，并据此马上调整过来。现在，我可以很自信地说："我对自己的身体健康状况很有自信，并且我也会将ZEN呼吸法持续地练下去！"

大神泉美

1969年出生于日本福冈县。入职于日本电视台后，成为了人气播音员。目前从事解说、动漫配音、广播DJ等多方面的工作。

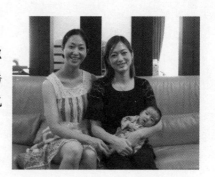

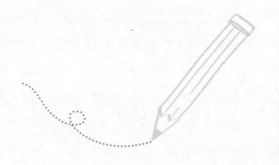

第二章
让我们来一起学习 ZEN呼吸法吧

呼吸法·基础篇

ZEN呼吸法课程马上又要开始了。抓住"正确姿势""深而长的腹式呼吸""明确体内信号"三个要点,让我们来学习能够让你变美、变健康的呼吸法吧!

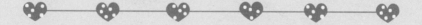

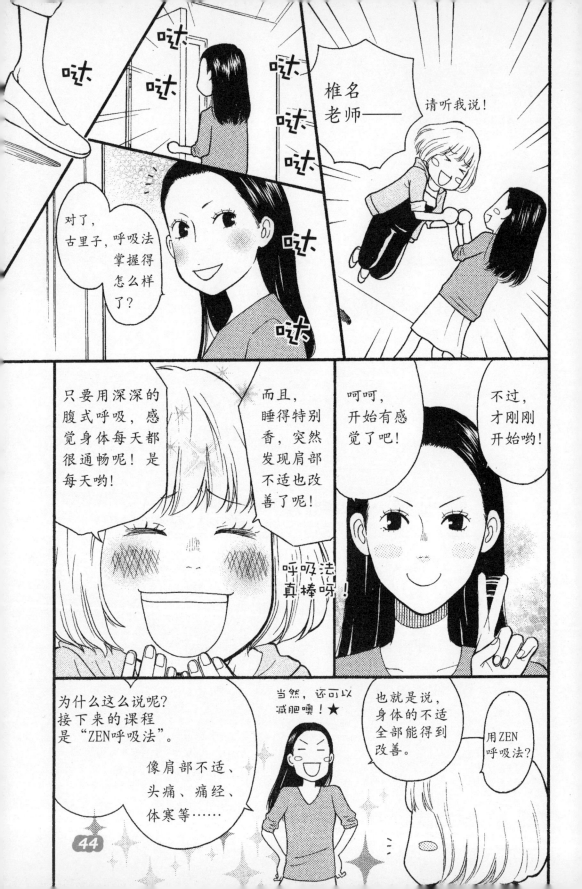

哒

哒

哒

哒

哒

哒

哒

椎名老师——

请听我说!

对了，古里子，呼吸法掌握得怎么样了?

只要用深深的腹式呼吸，感觉身体每天都很通畅呢! 是每天哟!

而且，睡得特别香，突然发现肩部不适也改善了呢!

呵呵，开始有感觉了吧!

不过，才刚刚开始哟!

呼吸法真棒呀!

为什么这么说呢? 接下来的课程是"ZEN呼吸法"。

像肩部不适、头痛、痛经、体寒等……

当然，还可以减肥噢!★

也就是说，身体的不适全部能得到改善。

用ZEN呼吸法?

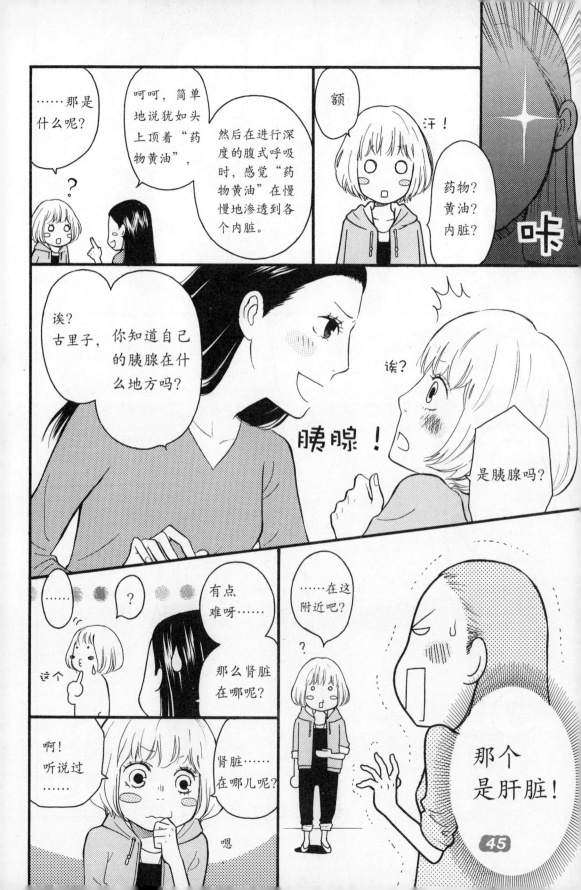

……那是什么呢？

?

呵呵，简单地说犹如头上顶着"药物黄油"，

然后在进行深度的腹式呼吸时，感觉"药物黄油"在慢慢地渗透到各个内脏。

额

汗！

药物？黄油？内脏？

咔

诶？古里子，你知道自己的胰腺在什么地方吗？

胰腺！

诶？

是胰腺吗？

……

?

这个

有点难呀……

那么肾脏在哪呢？

……在这附近吧？

?

那个是肝脏！

啊！听说过……

肾脏……在哪儿呢？

嗯

45

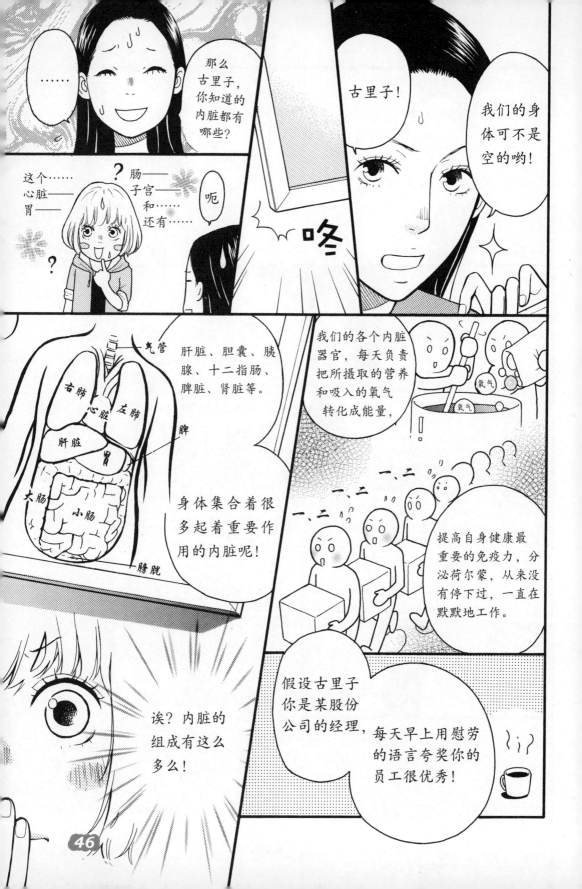

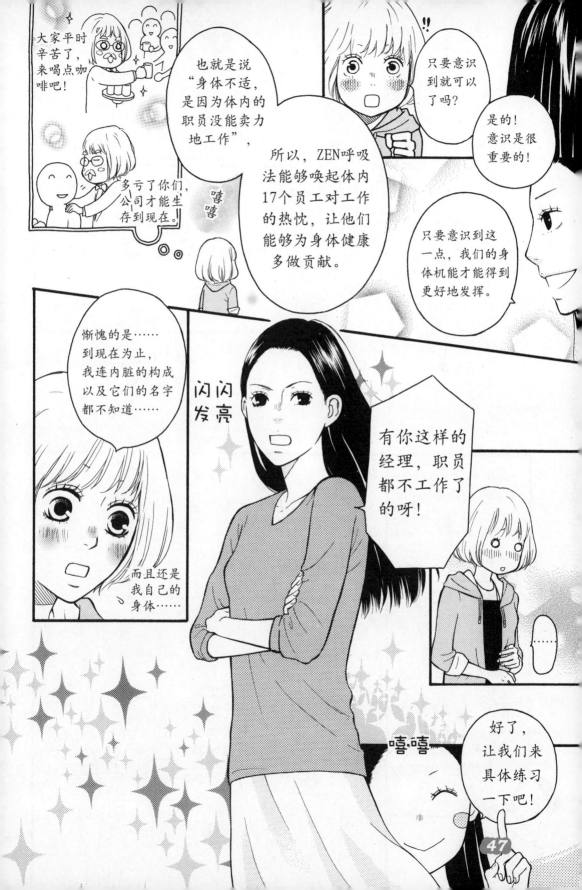

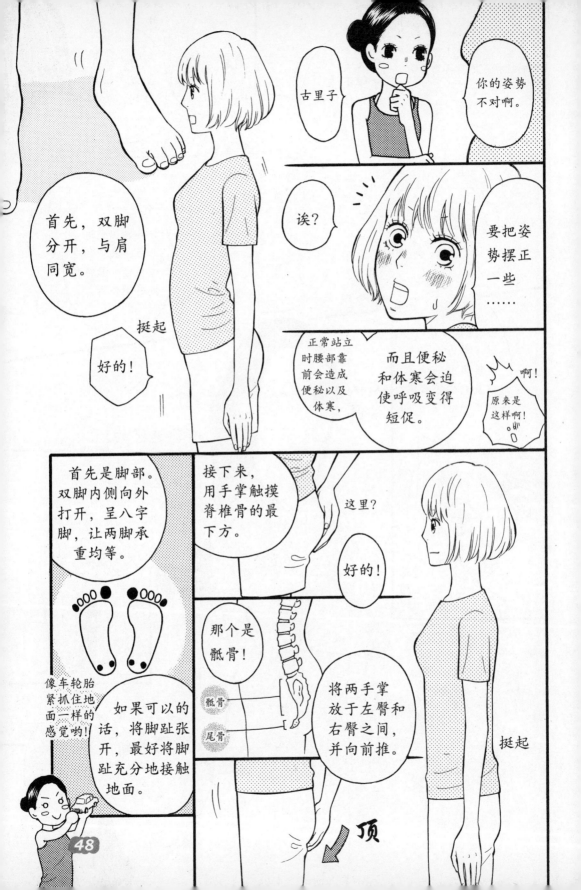

对了，这个是最基本的标准姿势！

啊！感觉好像下腹部有力量进入！

呼呼

没错！

原本正确的姿势是下腹部的肌肉自然用力，这样腹部不容易堆积脂肪。

这就是锻炼腹部肌肉的方法。

如果能做到这样，意识到以底部为核心后，

把全身的力量释放出去吧！

底部核心

指的是身体中心轴和肚脐下的下腹部交汇的位置，拳头大小。

肚脐

下腹部

然后头仰望天空（棚顶），脚底扒地。体会脚分别向前后伸展开的感觉。

这样，基本的姿势就完成了！

哦哦！下腹部凹进去了！

怎么样？肛门有没有紧绷的感觉？

是的

那么，姿势摆好之后，我们来进行ZEN呼吸法吧！

头上犹如药物黄油顶在头顶的感觉……

黄油在头顶……

49

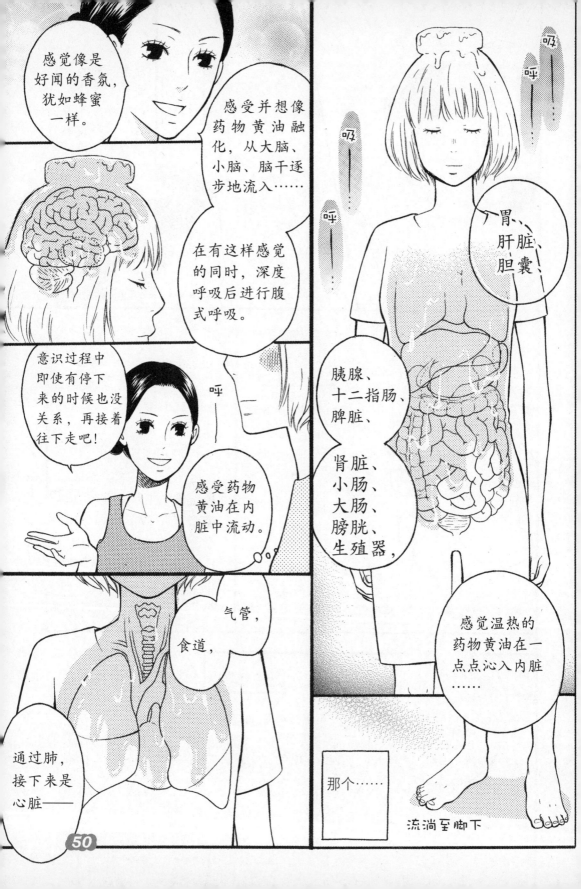

老师……
好像是……

身体由内
而外慢慢
变得轻松了
☺

是吧?

好吃惊啊!

实际上深
呼吸会促使
横膈膜在做
上下大幅度
的运动,

并且利用脂肪
的推动作用,
使各内脏之间
得到充分地放
松,有如做了
按摩一样。

按摩会使
心情变好,
内脏按摩
也同样,

运用这种ZEN
呼吸法,即使是
手触碰不到的体
内,也能够得到
像按摩一样的
效果。

啊?

僵硬的身
体被放松
之后,能
够加快血
液循环,

这样,
对改善体
寒也有帮
助哟!

活化身
体机能。

闪亮登场

因此能够加速新
陈代谢并能提高
人体免疫力,使
身体由内而外变
得健康、美丽!

而且不花
一分哦。

哇哦!

人类的身
体可真神
奇啊!

每天早上起
床后马上进
行6分半的
ZEN呼吸,

请认真学
习噢!

这样不但能够使
头脑变得清醒,
而且还会使体质
有所改善。

好的!

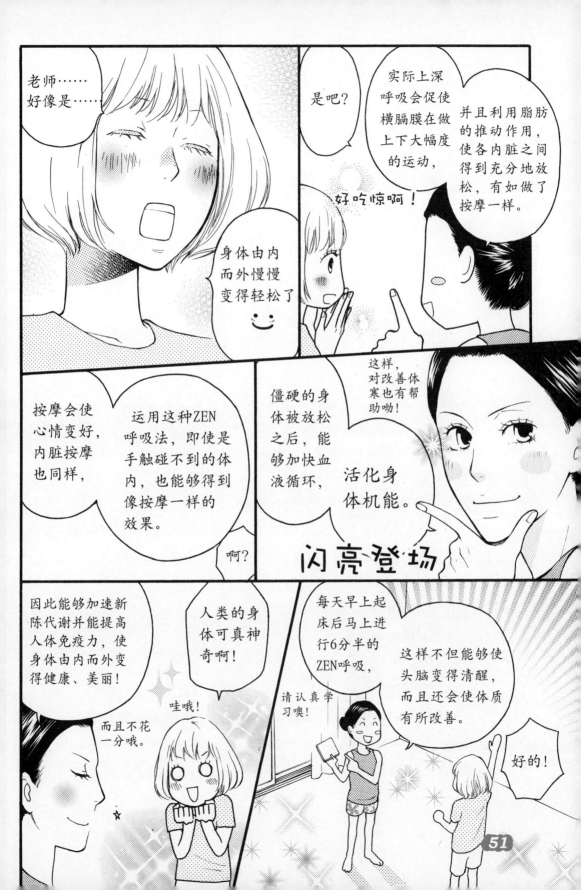

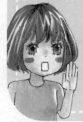

第一节

什么是简便且有效的 ZEN呼吸法

所谓的ZEN呼吸法，是指身体在做腹式呼吸的同时能够控制气息流动的保健呼吸法。

这种呼吸法源于江户时代白隐禅师的一本著名书籍当中的"内观法"和"认知法"（见101页）。现在所用的ZEN呼吸法是在原来的基础上，结合现代人的生命特点，将原本的理论性知识进行了动作化。

ZEN呼吸法的要点：

①正确的姿势；

②深而长的腹式呼吸；

③明确体内信号。

其中，第三点强调的"体内信号"是ZEN呼吸法独有的特征。

ZEN呼吸法的绝佳之处是实际操作非常简便，对重获美丽及健康有很大的帮助。

那么，接下来我们来详细了解一下各个动作要领及其操作方法。

ZEN呼吸法的三大动作要领

ZEN呼吸法主要有"正确的姿势、深而长的腹式呼吸、明确体内信号"

三大要点，请一定不要忘记哦！

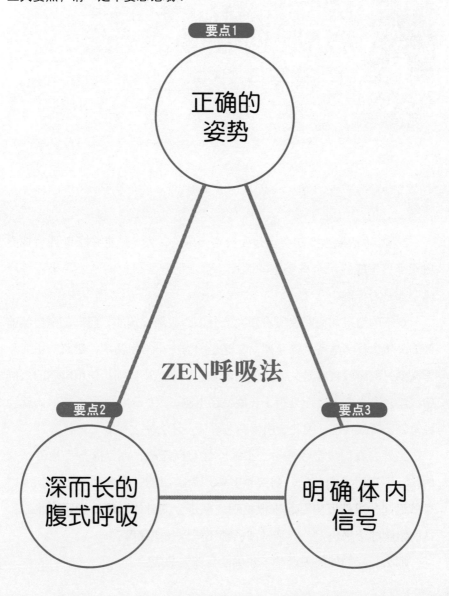

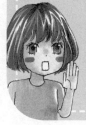

🐝第二节

ZEN呼吸法要点1：正确的姿势

ZEN呼吸法最重要的要点是姿势要正确。首先，站在镜子前或者找出自己平日里能显示全身姿态的照片，客观地观察自己的站姿、坐姿等身体姿势是否标准。

观察的结果如何？我所看到大部分人的头部、颈部、肩部都是自然前倾的，整个背部呈现"猫背型"。这是因为在日常生活中，走路的机会急剧减少，取而代之的是久坐，使用电脑的概率急剧增加。使用电脑的人群中以年轻人为多见，而且由于长期使用电脑，人的颈部和腰部的肌肉就会经常处于紧张状态，因此会引发疲劳等症，还会使之形成"猫背"。

另外，我们也会经常看到很多女性习惯挺胸，而且腰部在自然站立的情况下还用力向前挺，臀部也多体现为突出的"臀翘型"。实际上，身体挺起，虽然姿势看起来很美观，但是会使身体时刻处于紧张状态，从而给腰部带来负担，容易造成腰部不适以及便秘等。

那么，我们如何来调整不正确的身体姿势呢？

注意三大部位：

①脚掌（八字状）；②骶骨 ；③底部核心：（指的是身体中心轴和肚脐下的下腹部相交的位置，拳头大小）（见57页）。

首先，两脚分开与腰部同宽，双脚呈外八字，且脚掌与脚趾尽量充分接触地面，使两脚的承重均等。

然后，找到脊柱最下端的骶骨，将双手掌心放于此处，向前顶起。即：先找到在脊椎骨最下方的骨头（尾骨），然后用中指指尖触摸尾骨，同时，掌心贴于骶骨上，保持这种状态，且手掌稍用力向前推骶骨，使骶骨挺起，下腹部自然而然地会有紧绷感，肛门也会收紧。

接下来，将注意力集中在底部核心上，并能感到底部核心有一定的重量感，同时，全身要自然放松。

最后，双脚八字形站立，头部仰望棚顶或天空，自然呼吸，仿佛能感到呼出的气息会随之排入地下。

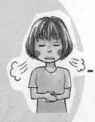

观察身姿是否正确

找到能体现出自己全身站立的照片进行观察，或者是站在镜子前，全身尽量放松，边照镜子边观察身体左右两侧是否平衡，脸部是否端正等。由于对照镜子，经常会有意无意地对身形进行调整，我们很难发现日常生活中自己的身形是否标准，因此最好是观察身体站立时的全身照片。用尺子测量肩部的高度、身体两侧是否平衡等，这样能更准确些，好好地测量一下吧。

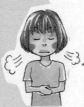

骶骨和脊椎骨
是身体重要的
基础部位

　　骶骨为手指甲大小的骨头，呈三角形，有8个孔，孔中布满神经和血管，这个位置的穴位为通气穴。

　　骶骨位于脊椎骨和尾骨之间，骨的一半是隐藏在里侧的。平时我们很少留意骶骨，但对于人体来说，骶骨是非常重要的骨头。因此，让我们一起将骶骨向身体里侧按压吧！这样可以帮助我们摆脱长年便秘的困扰，而且还会消除小腹多余的脂肪，使小腹变得平坦。

背面图

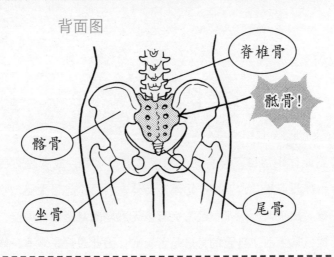

脊椎骨

骶骨！

髂骨

坐骨

尾骨

如何掌握正确姿势

正确的呼吸要从正确的姿势开始。先找到"八字站立的双脚掌""骶骨"以及"底部核心"三大部位。

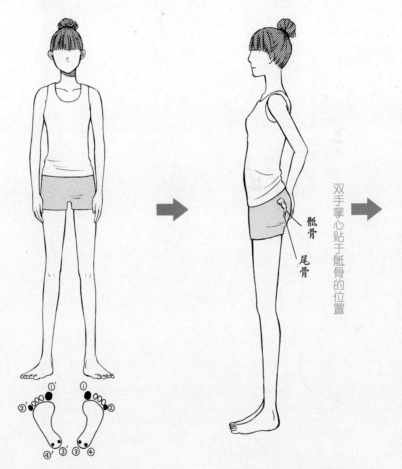

双手掌心贴于骶骨的位置

骶骨
尾骨

脚掌呈外八字，两脚均匀受力

两脚分开，与腰同宽，呈外八字形，双脚的大脚趾、小脚趾、脚后跟的内侧及外侧充分接触地面并均匀受力，承接体重。

双手掌心捂住骶骨

膝盖放松，臀部向前顶起，找到骶骨。用指尖触碰尾骨，掌心慢慢移动贴在骶骨的位置上，捂住骶骨。

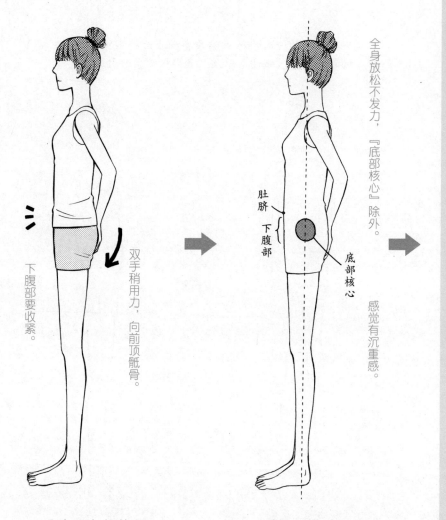

双手稍用力，向前顶骶骨。

下腹部要收紧。

全身放松不发力，『底部核心』除外。

感觉有沉重感。

肚脐

下腹部

底部核心

双手稍用力向前顶

　　双手掌心向下移动至骶骨的下方，手向体前方向稍发力推动骶骨，并确认下腹部有紧绷感。

意识底部核心

　　全身放松，并将注意力集中到底部核心（身体中心轴和肚脐下腹部相交汇的地方，拳头大小。）

容易做错的NG姿势

现代人很多都是"猫背型"，身体容易向前倾倒，后背呈弓形。另一方面，令人意外的是很在意姿势的女性大部分是"翘臀型"，因为这种用力就好比棒子似用力，长期反作用力是造成身体不适以及便秘的重要原因。

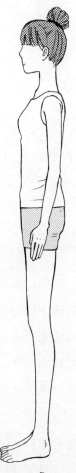

感觉身体上下有拉伸感

身体正直，仰望天空或棚顶，双脚呈八字站立，双腿及双脚有向地面下沉的感觉，上身则有向上的拉伸感。

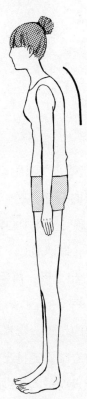

猫背型
✕

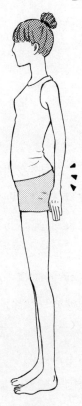

翘臀型
✕

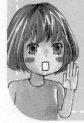

🐝第三节

ZEN呼吸法要点2：
深而长的腹式呼吸

ZEN呼吸法第二个要点就是"深而长的腹式呼吸"。在第一章中我们练习了如何找到腹式呼吸的感觉，这一章我们会在此基础上练习：在深而长的呼吸的同时，充分感受身体中心轴。

正如之前所说的那样，呼吸是以"呼气后吸入"为基本方法。起初用8秒的时间一点点将气吐出之后，再用2～3秒进行自然呼吸。这样，就能够将气徐徐地吐出了。

呼气时，想象着体内的垃圾、毒素、酸痛以及淤滞、精神压力等身体不需要的东西会通过中心轴管道排出到体外。吸气时，想象身体的健康因子随着新鲜空气的吸入而进入体内。如果很难进入状态，找不到注意力集中的感觉，那么可以放些舒缓的音乐，边听边找感觉。

只要持续这种呼吸法数分钟，身体就犹如进行了轻微运动一般，有时也会流汗。腹式呼吸所带来的横膈膜上下运动，会活化离横膈膜较近的下方内脏。

内脏活化后，会促进血液循环，代谢量也会随之增加。另外，随着内脏的活动，身体也会自然而然地伴随着呼吸而运动起来，从而加速脂肪燃烧，达到减肥的目的。而胸式呼吸是靠外力来促发呼吸，这种呼吸方式并不能带动横膈膜运动，无法按摩到内脏。利用ZEN呼吸法，可以将体内的郁结揉开，让你真正地体会到健康及美丽。

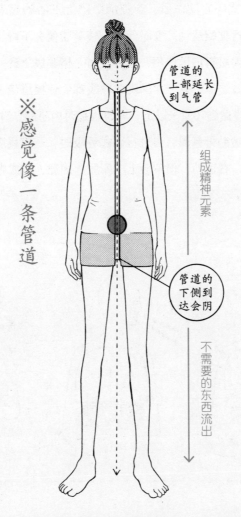

※感觉像一条管道

管道的上部延长到气管

组成精神元素

管道的下侧到达会阴

不需要的东西流出

进行深度的腹式呼吸，能让内脏活动幅度达到10厘米以上

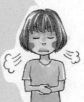

在进行腹式呼吸的时候，会使横膈膜上下活动起来，肺部如腹式呼吸所示进行伸缩运动。在吸气时，横膈膜便会下降，此时肺部伸长，对下部的内脏有按压作用。在呼气时，横膈膜上升，肺部向上运动从而缩小。像这样，每一次的腹式呼吸都会使横膈膜上下运动，使内脏的活动幅度达到10厘米以上，同时也是对内脏的一种按摩。

由于肺部被肋骨包围，当进行胸式呼吸时，一定程度上会使肺部向前、后、左、右运动，但不会上下膨胀。因此，胸式呼吸时内脏运动非常小，几乎不运动。

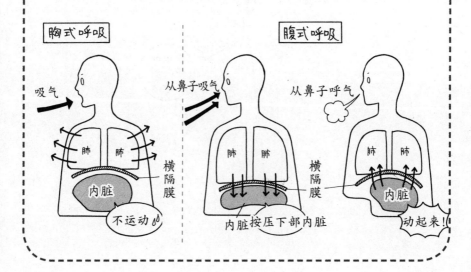

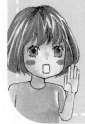

第四节

ZEN呼吸法要点3：
明确体内的信号

接下来，我们来学习ZEN呼吸法的第三个要点："明确体内的信号"。

我们的身体由骨骼、肌肉、血管以及神经等重要的要素构成。其中，最容易被人遗忘的则是"内脏器官"。

首先，把自己的身体想象成是自己的公司，而自己则是这家公司的董事长。在体内有好多身体员工，他们每天从体外把摄取的营养和氧气转化成能量、免疫力以及能调节人体内分泌系统平衡的激素等。

接着，作为董事长的你，知道他们的名字、位置以及作用吗？如果你只是知道胃、肺、肠等几个内脏的话，那么员工会变成什么样子呢？对员工并不是经常慰劳和夸赞，而是只知道几个员工的存在，那么得不到慰劳的员工会努力工作吗？答案是"NO"。

所谓的身体不适，是因为内脏器官不能很好地工作，这就好比是员工经常翘班。

ZEN呼吸法针对体内内脏器官，一边明确认识器官的位置以及作用，一边进行深度的腹式呼吸法。

这样，就好比担任董事长的你，每天早上会到每一个员工的办公桌上，为他们倒一杯清晨咖啡一样。并且对内脏如脾脏说："脾脏先生，多亏了你制造了这么多的淋巴B细胞，我们公司没有发生感冒哦，谢谢"诸如这样的美言。如果对身体的全部员工都这样夸赞的话，全体员工会像是充满电的电池一样迅速地开始工作。

我们的身体实际上是很公正的，你待它怎样，它就以相应的方式回报你。我们每个人都应该倾听自身的体内信号，让我们为内脏器官能够欢快地工作提供良好的体内环境吧！

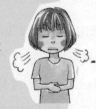

体内的员工是紧密相连的

内脏器官这些"体内员工"从不单独进行工作，而监督并负责连接身体全体员工工作的则是自主神经。

例如当我们胃痛时，并不仅仅是因为胃部出现了问题，而是因为胃偶尔作为体内器官的代表来向我们诉苦，所以调整体内整体的健康平衡是很重要的。

ZEN呼吸法便是认识体内器官的很好的方法。不要过于留意身体的某个部位，但更不要忽视它，一个一个认真地进行吧！另外，也要关注身体状况不好的地方。

身体中17个体内器官的分布

在我们的身体当中，为了维持生命，内脏器官等体内员工在不断地进行工作，因此需要感谢它们！

①气管，食道
气管是向肺部输送空气的管道；食道是将食物运输到胃里的管道。

②肺
吸入氧气，排出浊气，实现人体与外界环境之间的气体交换，以维持人体的生命活动。

③肝脏
胃、小肠、大肠所吸收的营养成分最初都会被运输到肝脏（肝脏是体内的化学工厂），肝脏会把其中的毒素调整成无害成分，供给全身。

④胆囊
将分泌出的胆汁（储存维生素及铁，帮助脂肪消化）浓缩10倍后并储藏起来。

【正面图】

⑤心脏
一天大约搏动10万次，仅用1分钟就能将血液供给到全身。

⑥胃
是容纳所吃食物的"口袋"，空腹时的体积约为50毫升，摄取食物后，大约能膨胀到1.5升。

⑦小肠
能吸收食物90%的营养成分，褶状的绒毛一个紧挨着一个，打开后似网状。

⑧大肠
吸收水分，排出粪便。

⑨膀胱
储存尿液（储存尿液后会膨胀）。

⑩肾脏，输尿管

肾脏是体内血液每4～5分钟必通过的关卡，它具有生成尿液，排泄代谢产物，维持体液、电解质酸碱平衡的作用；输尿管是连接肾与膀胱的管道。

⑪胰腺

每天可产生1～2升的胰液，另外，胰腺还可以分泌能够调节人体血糖量的胰岛素。

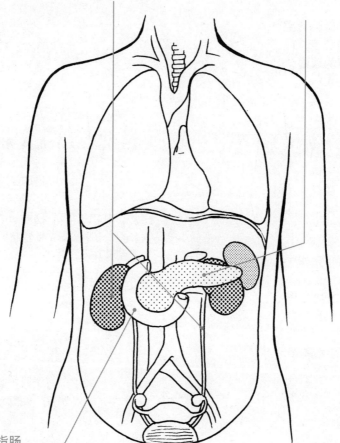

⑫十二指肠

长度为12根手指的长度，成人长度20～25厘米，位于小肠的入口，食物通过时，接受从胆囊及胰腺分泌的消化液。

此图为去除表面脏器（如胃、肝脏、小肠、大肠）的删减图

⑬大脑
具备运动、语言、记忆、判断、感情、视觉、听觉、知觉等多种功能。

⑭脑干
主要作用为维持人体生命，呼吸、血压、心跳、姿势、消化、睡眠、体温、食欲等重要生理功能均与脑干的功能有关。

⑮小脑
保持并调整姿势，支配行为。

【侧面图】

【剖面图】

肾脏

脊柱

肝脏　胰腺　胃

脾脏

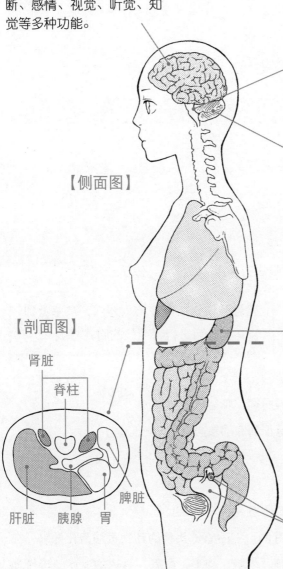

⑯脾脏
能够将老化的红细胞进行过滤和分解，并有储血功能。另外，脾脏是人体最大的免疫器官，含有大量淋巴细胞，是机体免疫的中心。

⑰子宫，卵巢
子宫是孕育胎儿的器官；卵巢是产生卵细胞的地方，女人50岁左右才会停止产生了细胞，女人一生能排出约400个卵细胞。

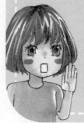

第五节

ZEN呼吸法实践1：
体会药物黄油浸透的感觉

下面，我们到了ZEN呼吸法的操作实践部分。做法非常简单。

摆出正确的姿势	➡	感觉药物黄油慢慢沁入体内，在感觉到身体温热后进行深而长的腹式呼吸

1.摆出正确姿势

● 首先，两脚分开与腰同宽，膝盖放松。

● 将骶骨顶向前面并意识到底部核心（见57～59页）。

2.感觉药物黄油慢慢沁入体内，在感觉到身体温热后进行深而长的腹式呼吸

● 感觉犹如砖头大小的药物黄油放在头上。

● 进行深而长的腹式呼吸。然后感觉头顶的药物黄油溶化开来，在细而长的呼气后，按照大脑、小脑、脑干、内脏、食道的顺序，慢慢地进行渗透。

● 最后，感觉药物黄油在会阴（从阴道口到肛门的位置）处聚集，然后流出体外。

　　每天早上起床后，利用约6分半的时间进行以上步骤。起初，请一边听一些轻音乐，一边进行动作练习，这样很容易找到感觉。

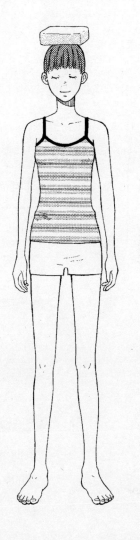

每天早上
6分半

ZEN呼吸法的基本认识

> 充分想象药物黄油至上而下地流淌，让自己变得越发美丽和健康！请参看65页的体内图好好练习吧！

慢慢地渗透后，感觉身体温热。

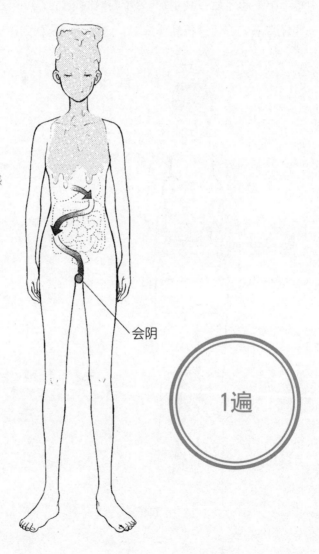

会阴

1遍

ZEN呼吸法的应用认识

情绪烦躁、紧张、眩晕、身体乏力时，将这些不良感受从头部开始沿着血流从体内排出，调整身心状态。

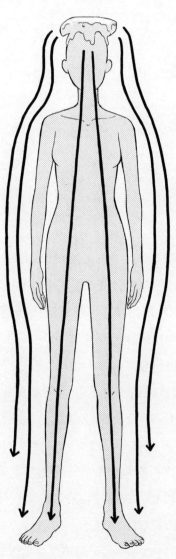

吐出气息时，感觉到不良身体感受一下子向下流淌下去了。

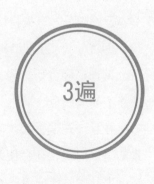

3遍

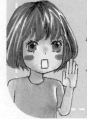

第六节

ZEN呼吸法实践2：
每天早上持续6分半

怎么样了？

体验到ZEN呼吸法后，感觉到"早上能很快地从睡梦中清醒过来""身体热乎乎""心情放松"等各种变化了吗？

因为ZEN呼吸法一点副作用也没有，持续进行6分半～30分钟完全没有问题。另外，那些"因为忙碌今天只能做3分钟"的人，可以在白天补充不足的部分。每天持续进行非常重要，请根据自己的具体情况进行。

再者，可根据自身喜好在进行呼吸法练习时使用放松、舒缓的曲子。请选择轻音乐，因为有歌词的歌曲会使大脑活跃起来，不能够真正意义上的放松身心。

并且，在早上起床后进行的效果最好，因为早上的时间是活化血清素的绝好时机，还会使人放松，提高语言交流能力，使注意力集中且热情度提升等，详细请参照第三章的说明。

ZEN呼吸法的绝妙之处是通过呼吸来调整全身功能的平衡，并激发出体内原有的自愈力，从而改善身体不适。

　　请一定每天坚持进行6分半的呼吸运动。这样坚持下去，你一定会切身地感到从体内开始发生的改变。

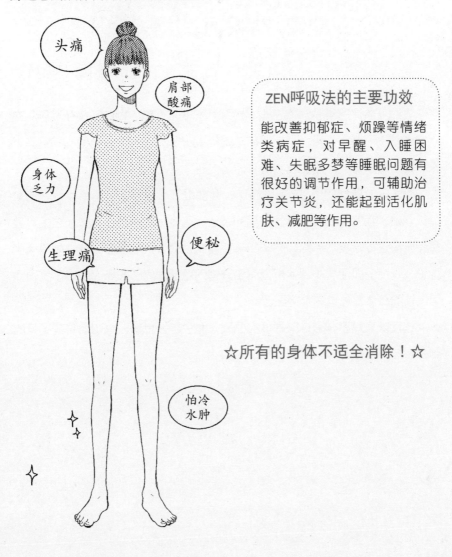

ZEN呼吸法的主要功效

能改善抑郁症、烦躁等情绪类病症，对早醒、入睡困难、失眠多梦等睡眠问题有很好的调节作用，可辅助治疗关节炎，还能起到活化肌肤、减肥等作用。

☆所有的身体不适全消除！☆

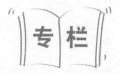

34℃的低体温、超体寒体质，现在即使裸脚通勤也不在乎!

S小姐（职 员）

我的身体体温常在34℃左右，体寒状况非常严重。以前即使在夏天，热手宝也从不离手。并且，早上起床总是需要很长一段时间才能使头脑清醒过来，还容易感冒。自己也总觉得"无可救药"了。

有一天，偶然知道了ZEN呼吸法，我便很开心地开始学习。从练习的第二天开始，我的视力突然有了提高的感觉，这令我欣喜若狂。每天早上，我都会坚持进行呼吸法训练，原来的体寒症状也有了很明显的改善。毫不夸张地说，现在，即使是裸脚上班也完全没有问题了。肩部酸痛、腰痛、生理痛等慢性的身体不适也完全消除了。

一直以来我都非常讨厌寒冷的冬天，而今年，我却在急切地盼望冬天的到来。非常感谢ZEN呼吸法！

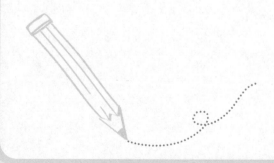

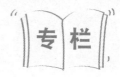

ZEN呼吸法的开启，
让我感谢自己的身体

M小姐（翻 译）

因为工作需要，我每天都要对着电脑近十个小时。颈部和肩部早已出现了酸痛感，每个月我都要做5～6次的针灸或按摩，花费了不少钱不说，而且每天仍要饱受这样的痛苦。

直到有一天，我参加了ZEN呼吸法的课程培训。从那以后，我了解了内脏的功能，深刻感受到了内脏功能的强大。通过ZEN呼吸法，使我认识到，原来我的身体不适都是自己造成的。

现在，我每天早上都会坚持练习ZEN呼吸法，唤醒内脏开始新一天的工作。为了感谢内脏每日的辛苦劳作，我会将ZEN呼吸法继续坚持下去。

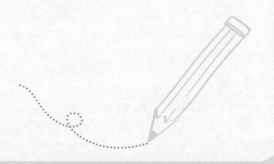

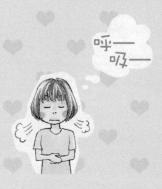

第三章

用ZEN呼吸法，变成好情绪美人

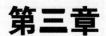

呼吸法·状态篇

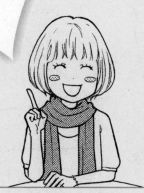

调整姿势，调整呼吸，也调整心情，这是ZEN呼吸法的绝妙之处。

为了把烦躁不安、焦虑、嫉妒、歇斯底里等痛苦的精神状态抛在脑后，开始练习ZEN呼吸法吧，你一定会收到很好的效果！

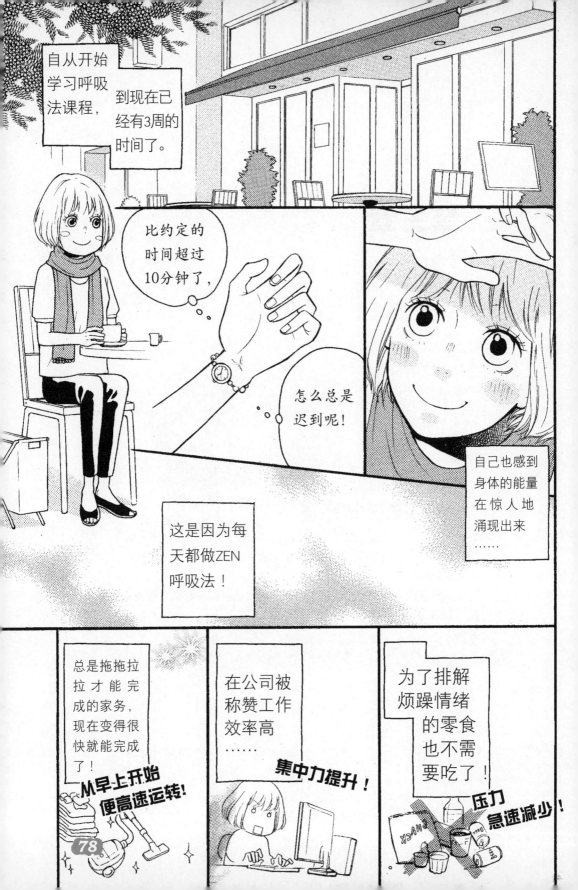

自从开始学习呼吸法课程，到现在已经有3周的时间了。

比约定的时间超过10分钟了，

怎么总是迟到呢！

自己也感到身体的能量在惊人地涌现出来……

这是因为每天都做ZEN呼吸法！

总是拖拖拉拉才能完成的家务，现在变得很快就能完成了！

M早上开始便高速运转！

在公司被称赞工作效率高……

集中力提升！

为了排解烦躁情绪的零食也不需要吃了！

压力急速减少！

78

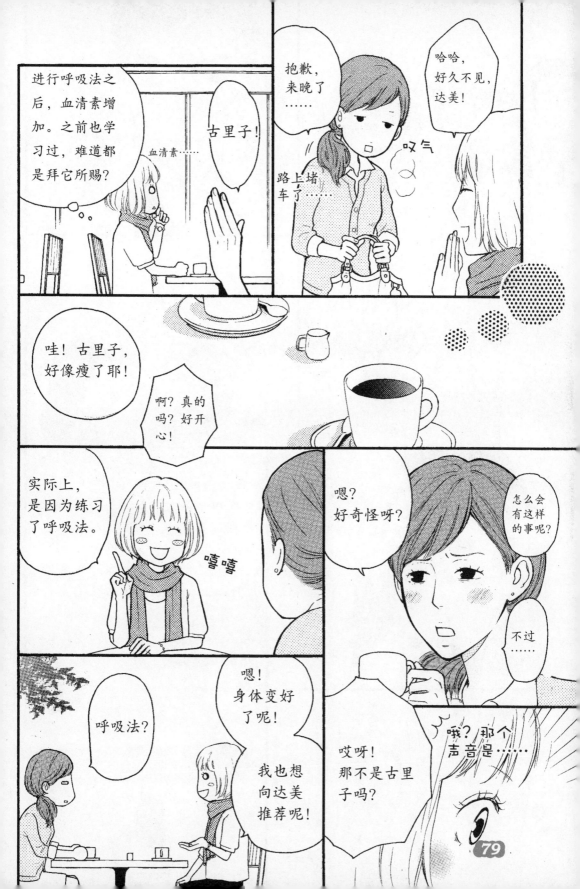

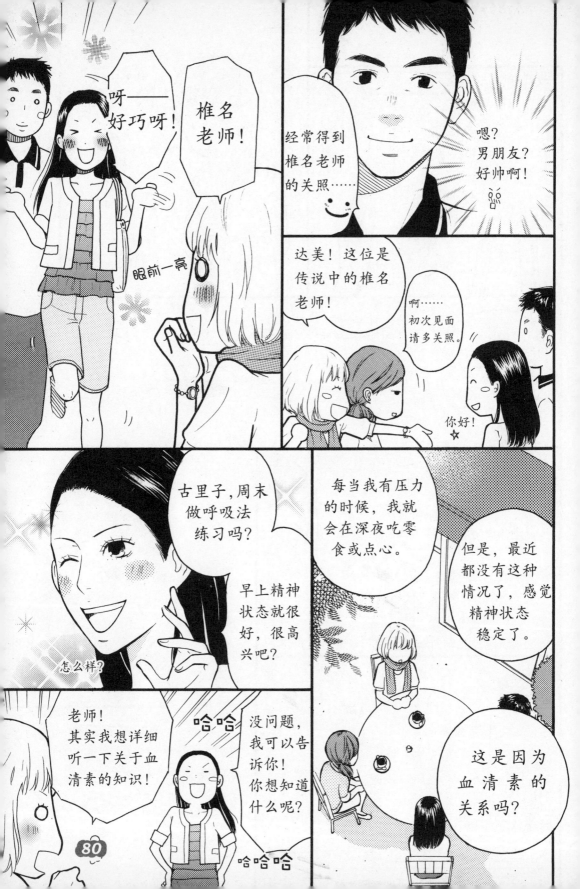

太棒了！你说的没错！

在沐浴阳光的同时进行ZEN呼吸法练习，可以说将脑部的血清素神经活化开来了。

所谓的血清素是指可以产生快乐的"多巴胺"。

因为精神压力大，肾上腺素会增加并传输到大脑神经中枢，对大脑神经有调和作用，

从而使心态保持平稳。

肾上腺素　焦虑　烦躁　不安　不快

心理状态　血清素　中庸

多巴胺　快　依赖　暴走　刹车失灵

也就是说，多巴胺是在感觉到幸福的时候以及应答"好、是的"的时候所产生的一种物质。

但是产生太多也不好。

像对药物、酒、购物等产生的依赖感，

则是由于多巴胺被抑制，失去了效果。

能够想到"多巴胺"是在快乐的状态时产生的。

如果在很想得到快乐时，而得不到快乐会变得不快，很容易有依赖感。

我吃零食，一个人深夜喝酒也许也是一样……

嘿嘿

另一方面，肾上腺素因压力的增加而产生。

81

认 真

会变得**烦躁、不安、不满、抱怨**。

容易生气等不快情绪也会由此产生。

的确如此，轻微的郁闷状态以及不安、烦躁等，很多……

由于长时间的精神压力，会导致抑郁症。

咚！

嘻嘻

……

闪闪发亮

是的!

因此重要的是调节多巴胺和肾上腺素的平衡，也就是血清素!

使血清素增加的ZEN呼吸法，会使神经稳定?

没错!

也有很多其他极好的作用呢!

1.轻松地起床
2.调整心理状态
3.调整自主神经
4.增强肌肉耐受力
5.抑制疼痛

实际上，血清素是很棒的!

唦唦唦

嚓嚓☆

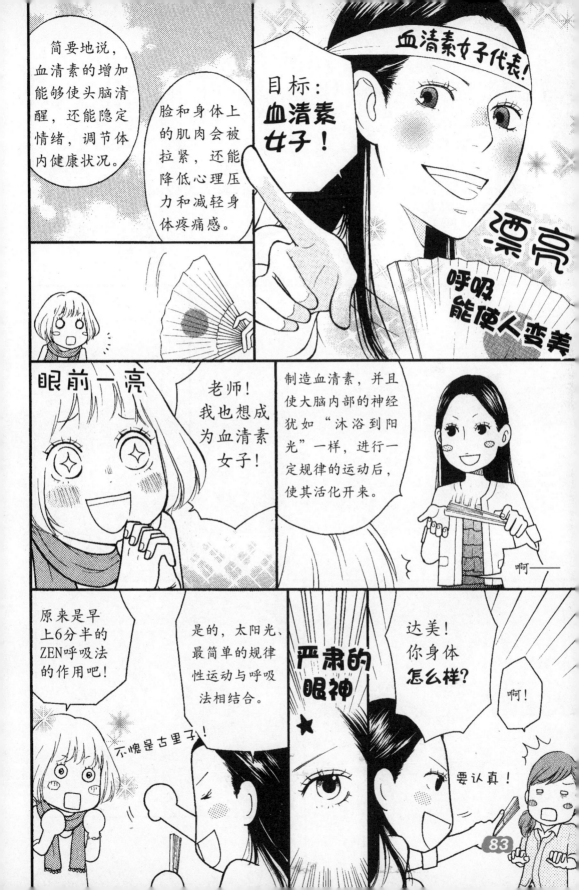

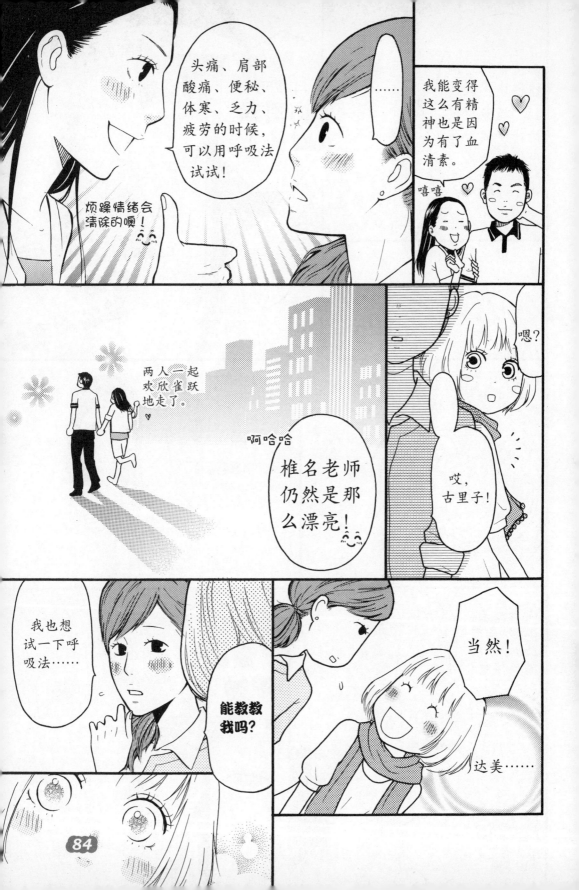

头痛、肩部酸痛、便秘、体寒、乏力、疲劳的时候，可以用呼吸法试试！

烦躁情绪会清除的噢！

……

我能变得这么有精神也是因为有了血清素。

嘻嘻

两人一起欢欣雀跃地走了。

啊哈哈

椎名老师仍然是那么漂亮！

嗯？

哎，古里子！

我也想试一下呼吸法……

能教教我吗？

当然！

达美……

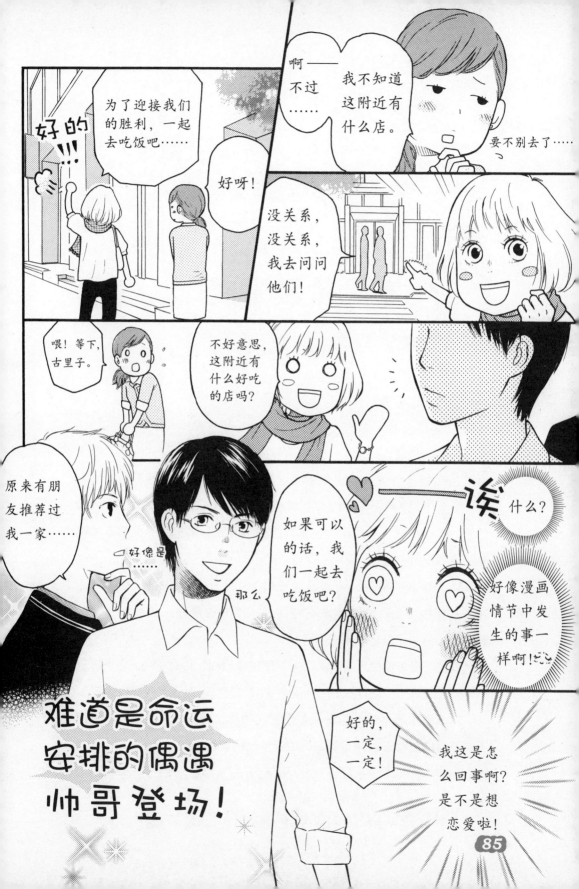

为了迎接我们的胜利，一起去吃饭吧……

好的!!!

好呀!

啊——不过……

我不知道这附近有什么店。

要不别去了……

没关系，没关系，我去问问他们!

喂! 等下，古里子。

不好意思，这附近有什么好吃的店吗?

原来有朋友推荐过我一家……

好像是……

那么

如果可以的话，我们一起去吃饭吧?

诶 什么?

好像漫画情节中发生的事一样啊!

难道是命运安排的偶遇帅哥登场!

好的，一定，一定!

我这是怎么回事啊? 是不是想恋爱啦!

85

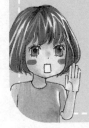

🐝第一节

增加血清素数量，变成超强体质

抑郁、恐慌、失眠……近年来越来越多的人苦于这些症状，令人感到悲伤的是，自杀人数也在逐年增多。其中的主要原因是精神压力过大、睡眠不足等不规律的生活、烦恼于交流不畅的人际关系等。如果这种精神状态持续下去的话，人体内的肾上腺素、多巴胺、血清素等脑内神经传输量将会变得异常。

肾上腺素，是对抗或者是摆脱精神压力的指令物质，在接到压力时，被释放出去。同时刺激交感神经，使心脏跳动次数增加，血压升高，唤起不安、焦虑等不快的情绪。

多巴胺是传输快乐的物质，可以使快乐增幅，提高干劲。然而在获得幸福感的同时，另一方面的制动器会变得失灵，有时还会变成依赖症。

血清素是调整肾上腺素和多巴胺的物质，将不快乐和快乐的情绪状态调整为稳定状态，并起着保持情绪稳定的作用。

相反地，如果血清素不足时，情绪会变得不稳定。抑郁症等其他扭曲、依赖、愤恨等负面情绪便会随之出现。

不过，值得庆幸的是：这种血清素会借着"深而长的腹式呼吸"而增加。在试验中我们得知，"一定规律的运动"会活化与血清素有关的神经，而运用深而长的腹式呼吸正属于有规律的运动。

所说的ZEN呼吸法中的"ZEN"是等同于"禅"的意思，与"坐禅打坐"时的呼吸方法有相通的地方。ZEN呼吸法正如禅师在打坐时的心境一样，身心合一，情绪平和，全身一点点地放松，并提高集中力，让我们一同体会吧！

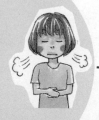

影响抑郁的因素

在脑内的传达物质中，与抑郁症有关联的有血清素和肾上腺素。

由于长期精神压力过大，血清素的放出量会降低，影响感官器官的功能，使信息传达受阻，于是就会出现无力、注意力无法集中、热情降低等不良身体状况。

通常情况下，用药物虽然可以将脑内神经传达物质平衡的混乱状况调整过来，但运用呼吸法，却可以活化血清素的神经，如果脑内的血清素增加，那么就能够有助于预防抑郁症。

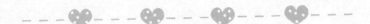

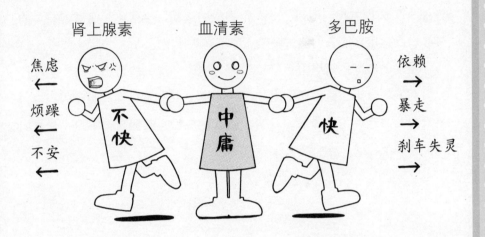

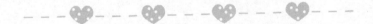

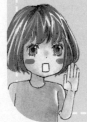

🐝第二节

日照会使血清素增加，开启体内的循环开关

关于掌管精神稳定的血清素，我们再来详细地了解一下。血清素的作用大体分为五点：

1. 畅快稳定地觉醒：人们从睡眠中清醒过来不仅仅是因为大脑神经的急剧，血清素也会使人顺畅、平稳地从睡眠中清醒过来。

2. 调整心理状态：能够调整情绪的波动，能够使人保持平常心、精神稳定、注意力集中、积极进取等。

3. 调整自主神经：可调整交感神经、副交感神经并使其各自达到平衡状态。

4. 活化肌肉纤维，增强肌肉耐受力：收紧肌肉。

5. 抑制疼痛：抑制痛觉以及因疼痛而带来的负面情绪。

综合来看，血清素在正常作用下，会使早上起床时感到很轻松，能够保持心情稳定，调节身体生理规律，收紧身体及面部肌肉，对精神压力和疼痛具有很好的缓解作用。血清素对人体的作用就好像打开了体内循环流动的开关。

与之前叙述的相同，这种血清素有如呼吸会因"一定规律的运动"而增加，而血清素会因沐浴太阳光而增加。从视网膜进入的太阳光，可以打开释放血清素的开关。做ZEN呼吸法最好是能在阳光明媚的早晨，集中注意力并按顺序逐个意识到内脏的存在，同时进行深而长的腹式呼吸。因此，通过每天早上练习6分半的ZEN呼吸法，开始使身体的不良状况得到改变，并唤醒体内各器官开始新一天的工作。

用ZEN呼吸法体温和血压会上升！

运用ZEN呼吸法，体寒状况会得到改善，低血压也会得到提高，而且还会促进排便。我们应该充分信任ZEN呼吸法对身体健康的作用，用我们的双眼见证它的神奇功效。

我从上小学时起，日常体温都在34℃～35℃，血压的高压在8010.6千帕（80毫米汞柱）左右，低压在405.3千帕（40毫米汞柱）左右，处于血压很低的状态。但如今，血压上升到高压为12016千帕（120毫米汞柱），低压为8010.6千帕（80毫米汞柱）的程度。更让人高兴的是，通过长期练习ZEN呼吸法来，身体内脏得到了按摩，我的精气神十足了！后背也不再那么酸痛，变得轻松了！并且，在做足底按压时也不会像从前那么疼了。我的亲身体验告诉我：认真地练习ZEN呼吸法，身体自然而然会变得很轻松，让整个人都精神了起来。

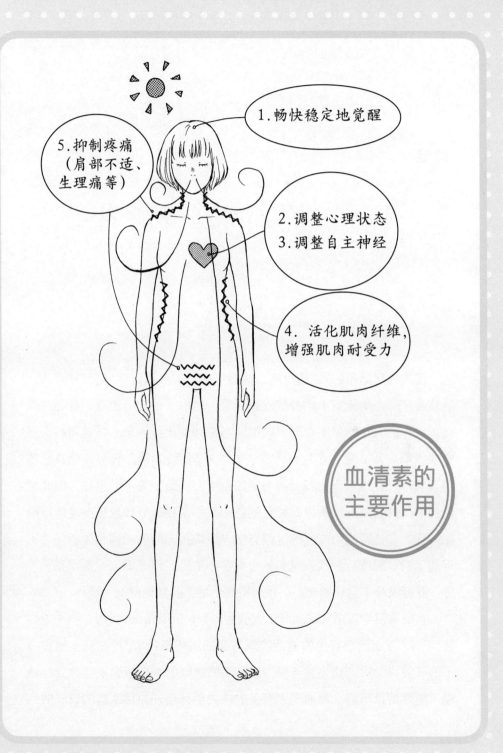

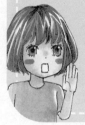

第三节
每天早晨坚持6分半的 ZEN呼吸法，强健身心

　　每天清晨运用6分半的时间，沐浴晨光，边放松边练习ZEN呼吸法，这样会使与血清素有关的神经活化开来。之后，一定会感觉到身心的变化。敏感的人在练习的第二天就能够感觉到变化（因个人差异不同而感觉快慢不同）。我常年便秘，在进行ZEN呼吸法的第二天便开始有了改善。偶尔，我也会忘记或者因为别的事情而间断了练习呼吸法，而此时便秘情况就会复发，所以我感觉到我的常年便秘的好转应该都是拜呼吸法所赐。在持续进行练习的过程当中，经常头痛的老毛病和体寒症状也得到了明显的改善，别人见到我也常会称赞道"瘦了耶""变漂亮了"等，我可以毫不隐讳地说："我的精气十足，而且显得很年轻"。

　　有田秀穗老师所著的《赶走大脑的压力》（Sunmark出版）一书中描述到："与血清素有关的神经的练习，如果能坚持3个月左右，遗传因子的开关将会得到切换，与血清素有关的神经的构造也会发生改变。如果不能够持续练习，与血清素有关的神经仍然会还原回原有的较弱的状态，遗传因子也会随之还原，这有如减肥和美容一样，半途而废是不会达到效果的。"

不过，我们应该这样想，呼吸是在无意识的状况下进行的，通过呼吸来达到调整身心的效果，是非常简单易行的。所以我们只要培养自己日常生活中使用"深而长的腹式呼吸"就可以了，这样的好方法我们何乐而不为呢？

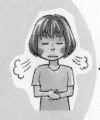

血清素的
强化与削弱

能够活化血清素的方法除了"一定规律运动"的呼吸法之外，还有咀嚼和步行等。职业足球选手在运动时嚼口香糖，是为了通过嚼口香糖来增加血清素，从而提高注意力。现代生活中，人们宅在家里的多，外出活动的少，很多人都存在光照不足的情况，而且所摄入的食物以软食居多，这使得咀嚼次数越来越少，这些都会在一定程度上使血清素数量减少。

关于太阳光照，黑白颠倒的生活方式也会使血清素含量减少。晨起，一边沐浴阳光一边徒步、慢跑，虽然也能对血清素的增加起到一定效果，但是我认为最简单且最有效的方法还是ZEN呼吸法，它不必拘于地点，可以随时进行，这一点就是其他方法所无法相比的。

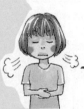

在经过与血清素有关的神经的锻炼之后，会出现一定程度的身体不适

在开始锻炼与血清素有关的神经时，会在前期的某一阶段出现血清素减弱的状况，继续坚持锻炼下去，与血清素有关的神经的功能便会逐渐增强。在实践ZEN呼吸法的过程中，如果有不适的情况出现的话，请不要放弃，坚持练习。因为只有经历过那个时期之后，才能够真正打开与血清素有关的神经活性的开关。

早上6分半的ZEN呼吸法，加上

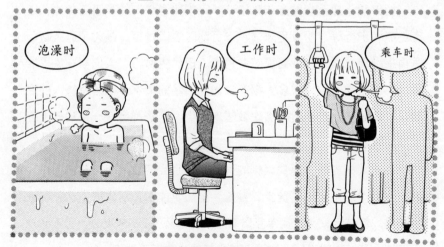

泡澡时

工作时

乘车时

惯性场所的练习！

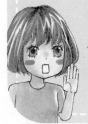

第四节
用呼吸法拉紧姿势肌肉，美肌、抗衰老

通过ZEN呼吸法能够活化与血清素有关的神经，刺激姿势肌肉并增强肌肉耐力，这些在生理学的试验中都有证明。

姿势肌肉是摆各种姿势时所运用到的肌肉。抗重力肌肉是逆重力而上的肌肉。在背部、足部、脸上有很多条这样的肌肉。如果这样的肌肉功能被削弱后，我们就很难做到一些姿势，而且脸部皮肤也会变得松弛。如果进行ZEN呼吸法，则会自然地将这些部位的肌肉拉紧。

此刻，我们可以想象一下，自己的皮肤变得光滑而细腻，身材变得窈窕……

我发现，在我的学生中，那些持续进行ZEN呼吸法训练的都在外表上发生了变化。那是因为ZEN呼吸法能够活化与血清素有关的神经，刺激了姿势肌肉和抗重力肌肉后，促使身材变得窈窕了，而且皮肤也越发紧致了。因此会给人以"漂亮、耀眼"的印象。

　　实际上，只有姿势良好，脏器才会处于正确的位置上，身体的机能才能正常运作，身体也会越发健康。如果体内的机能变好，随之带来的便是新陈代谢加速、血液循环畅通等等。身体内在畅通，外表看起来才会漂亮，心情也会随之变好。

　　ZEN呼吸法还会在你不知不觉间带来减肥、美容、抗衰老的效果，身材看起来很匀称，可以说ZEN呼吸法是一种由内至外地改善身体状况的方法。

通过调节血清素与褪黑素，改善失眠状况

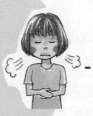

　　对于失眠来说，最主要的原因是褪黑素不足。深入一点理解就是，如果在白天褪黑素不能正常制造，那么到了夜晚就会产生褪黑素不足的关联性。

　　在欧美国家，血清素被人们熟知的改善睡眠的营养剂。如果坚持晨起练习ZEN呼吸法，就会使血清素能够很好地被释放出来，褪黑素也就能够很好地分泌出来。

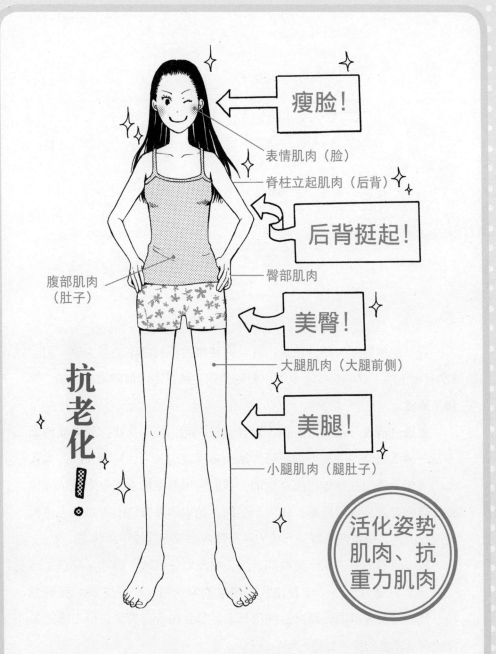

瘦脸！

表情肌肉（脸）

脊柱立起肌肉（后背）

后背挺起！

腹部肌肉
（肚子）

臀部肌肉

美臀！

大腿肌肉（大腿前侧）

美腿！

抗老化！

小腿肌肉（腿肚子）

活化姿势肌肉、抗重力肌肉

※引出实线主要表示"姿势肌肉和抗重力肌肉"。

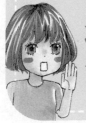

🐝 第五节

增加血清素数量，可以消除肩部不适和头痛

我从高中时起，便开始运用针灸疗法来改善肩部不适和头痛。用了ZEN呼吸法后，这些症状完全可以轻易消除，那是因为血清素的增加，抑制了痛觉。

如果血清素分泌丰富的话，则会减轻痛感，抑制疼痛。如果血清素不足，那么痛觉则会变得很敏感，从而将疼痛的信号传输给大脑。实际上，肩部不适是在身体内部产生的，我们常用的按摩手法等则是依靠体外按压的方式来进行缓解，体内产生的问题靠体外按压的方法是无法根治的。因此，根本性的解决方法应从身体内部改变这种疼痛状态。

高中时期的我，从早到晚都苦于头痛及肩部不适。而且，我总是有"为什么只是我？""还有比我更糟糕的家伙吗？"等这些消极的想法。我时常表现得很烦躁，这使得母亲怀疑我是否有失眠、自主神经失调或者是轻度的抑郁症等。

腹式呼吸可以阻挡消极信号进入大脑。经常心情烦躁、抱有消极看法的人所说的话大部分也都是带有负面情绪，而且这种情绪很有可能传染给周围的人。此时，如果进行"深而长的腹式呼吸"就会阻断这种消极情绪的传播，使我们的情绪不受影响。

在与人交流的时候，如何与对方的谈话节奏同步呢？同步呼吸就是一个很好的方法。如果对方的谈话节奏比较快，你可以试着让自己的语速跟随"深而长的腹式呼吸"慢下来，并且坚持下去，感染对方，让对方的语速也慢下来。只有在这种共同进行放松式的慢呼吸的状态下谈话，双方才能够对彼此间的谈话内容有共鸣，从而拉近两个谈话者之间的心灵距离。

像重大仪式或者面试这种容易紧张的场面，如果在开始前进行ZEN呼吸法的话，可以活化与血清素有关的神经，从而提高精神的集中力，另一方面也会放松心情，减缓紧张的情绪。一个人的气息快慢其实可以直接体现出这个人的心情紧张度。因此，在可能出现紧张情绪的时候，就开始调整我们的呼吸吧！

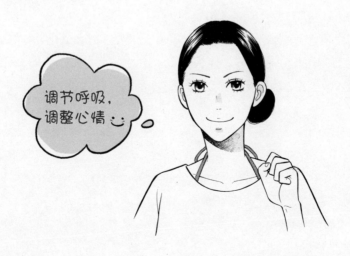

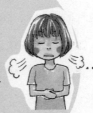

运动达人里也有呼吸达人

　　很久以前的练武之人，吐出的气息长，坐在他们面前会让你感觉不到他们的气息。实际上，他们并不是停止了呼吸，而是由于这些常习武道的人，懂得如何控制呼吸，他们的呼吸吐纳通常会细而长，自然会使我们感觉不到他们的气息。除此之外，棒球选手也常被称作为呼吸达人。在体育运动领域，很多人都是掌控呼吸的能手。

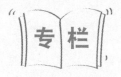

ZEN呼吸法的起源

ZEN呼吸法的鼻祖，是白隐禅师。白隐禅师所处时期为江户时代，他寿命长达84岁，这种高龄在当时是非常罕见的。

在禅师所著的《夜传闲说》一书中，述有"内观法"和"认知法"两个与健康有关的法则。

其中之一就是根据腹式呼吸，用力充实下半身，使其温暖，将上半身多余的力量抽出的"内观法"；另外一个则是通过将注意力集中在"药物黄油"上，并意识它逐步浸透每一个内脏，同时感受各内脏中病浊随药物黄油流淌而出，且在整个过程中，都要运用腹式呼吸的"认知法"。本书所介绍的ZEN呼吸法，则是基于"认知法"。

实际上，腹式呼吸法与坐禅时的呼吸法相同。在禅的世界里，有"调身、调息、调心"三个说法。

首先是调节身体姿势，然后是调节气息，这样，情绪和精神状态就会自然而然地得到调节。

在第三章中，我们已经讲过，练习呼吸法时，大脑中的与血清素有关的神经被活化的实际例证。而从白隐禅师开始，古代的禅僧便逐渐意识到呼吸法的重要性，并开始运用呼吸法调节身心健康，现在大家对呼吸法的起源也应该有所了解了吧！

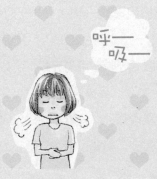

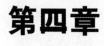

第四章
日常生活中
呼吸法的应用

呼吸法·应用篇

本章我们将介绍如何利用工作之外的空余时间以及就寝前的少许时间来进行呼吸法练习，还要教给大家与呼吸法相搭配的柔软体操及按摩方法等。

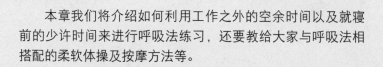

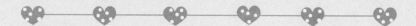

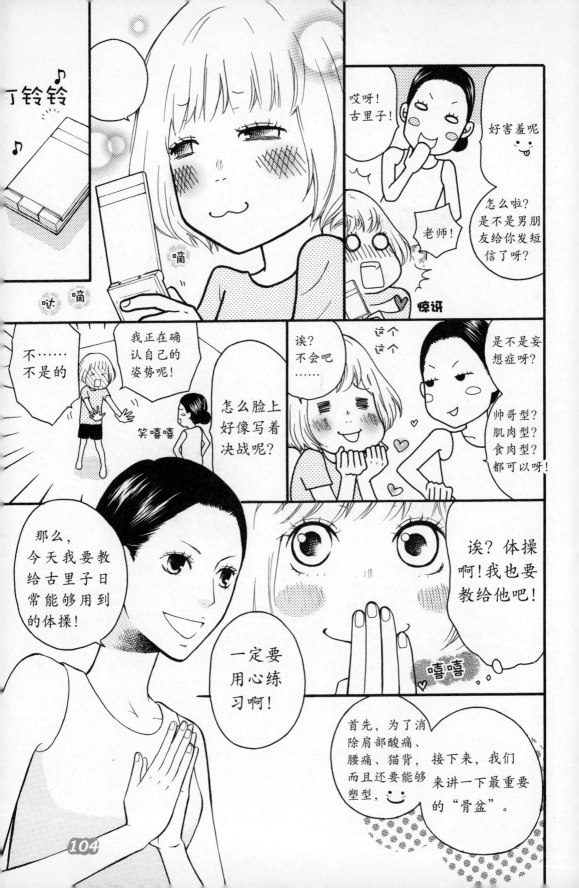

丁铃铃 ♪

♪

嘀

哒 嘀

哎呀！古里子！

好害羞呢

老师！

怎么啦？是不是男朋友给你发短信了呀？

惊讯

不……不是的

我正在确认自己的姿势呢！

笑嘻嘻

怎么脸上好像写着决战呢？

诶？不会吧……

这个 这个

是不是妄想症呀？

帅哥型？肌肉型？食肉型？都可以呀！

那么，今天我要教给古里子日常能够用到的体操！

一定要用心练习啊！

诶？体操啊！我也要教给他吧！

嘻嘻

首先，为了消除肩部酸痛、腰痛、猫背，而且还要能够塑型，

接下来，我们来讲一下最重要的"骨盆"。

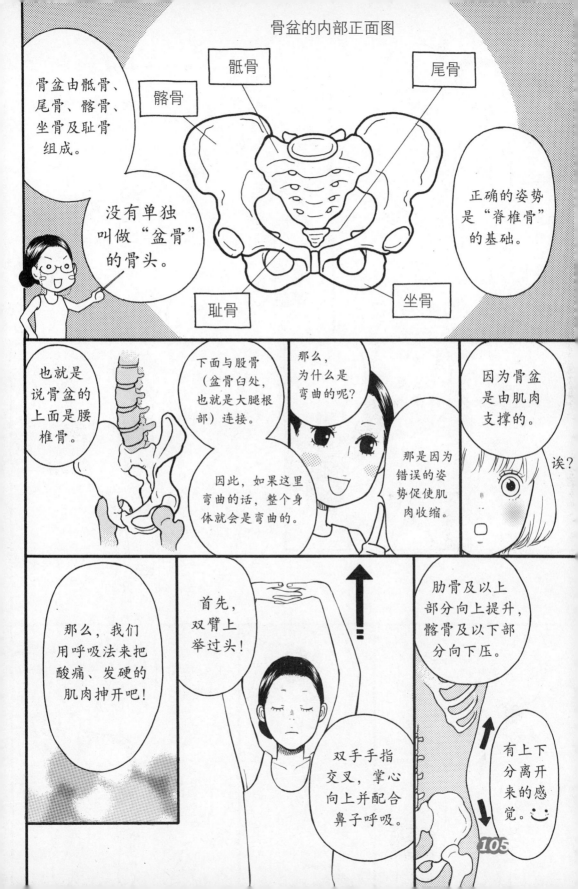

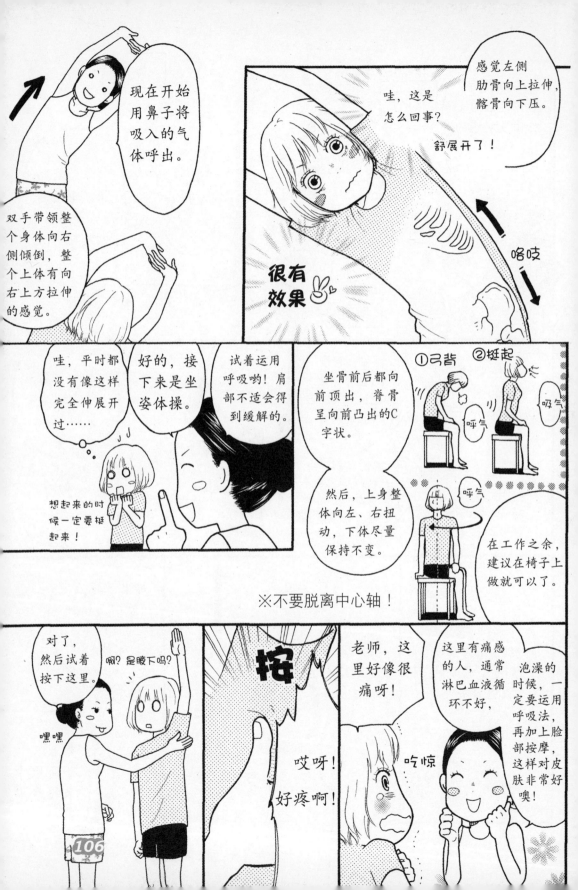

现在开始用鼻子将吸入的气体呼出。

双手带领整个身体向右侧倾倒，整个上体有向右上方拉伸的感觉。

感觉左侧肋骨向上拉伸，髂骨向下压。

舒展开了！

哇，这是怎么回事？

咯吱

很有效果

哇，平时都没有像这样完全伸展开过……

想起来的时候一定要挺起来！

好的，接下来是坐姿体操。

试着运用呼吸哟！肩部不适会得到缓解的。

①弓背　②挺起

坐骨前后都向前顶出，脊骨呈向前凸出的C字状。

呼气

吸气

然后，上身整体向左、右扭动，下体尽量保持不变。

呼气

在工作之余，建议在椅子上做就可以了。

※不要脱离中心轴！

对了，然后试着按下这里。

啊？是腋下吗？

嘿嘿

按

老师，这里好像很痛呀！

哎呀！好疼啊！

这里有痛感的人，通常淋巴血液循环不好，

吃惊

泡澡的时候，一定要运用呼吸法，再加上脸部按摩，这样对皮肤非常好噢！

一边吐纳气息，
一边按摩吧！

1.从眼角到太阳穴
依次按摩。

2.从太阳穴按压至
耳后，直至移动
到耳后的骨窝。

3.用手指夹住下颚
向中央移动。

※放轻松按

可以变成
V型小脸哦，
对黑眼圈也
有效果。✌

好疼呀！
我会加
油的！

要养成按摩
的习惯

小脸……
黑眼圈……
统统消灭掉！

然后加上
ZEN呼吸
法，夜晚
版本，失
眠的时候
最好用！

咚

首先，感
觉到有一
把大扫把。

能够代替毛巾，
擦除身体污垢。

扫把上
仿佛涂
抹了药
物黄油。

呼

然后感觉
像是从头
上到脚部，

随着呼吸
吐纳一点
点地移动。

吸气时，
扫把感觉
回到了背面。

吸

哇——好
放松哦！
好像有点
困了……

是吧！

叮铃铃——

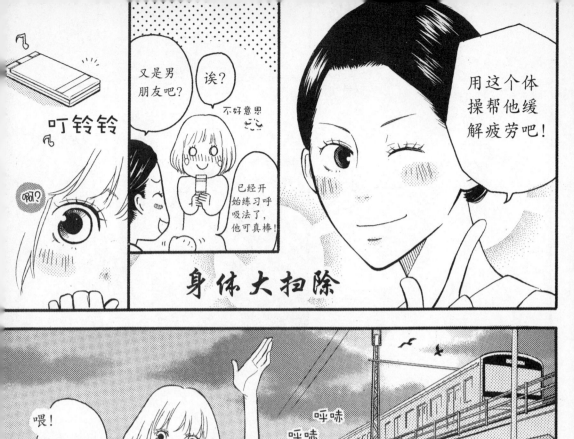

身体大扫除

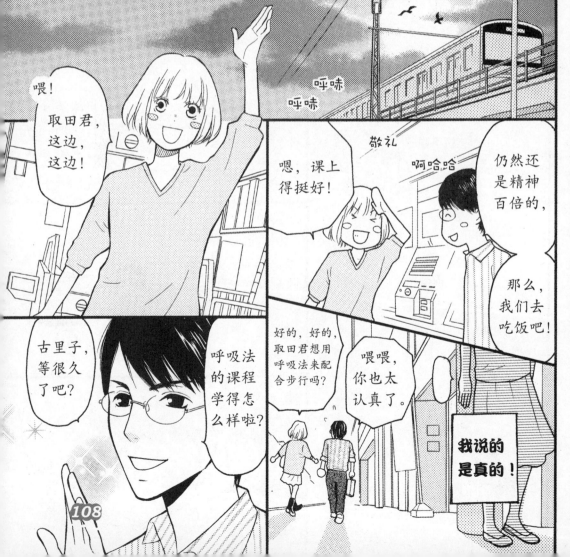

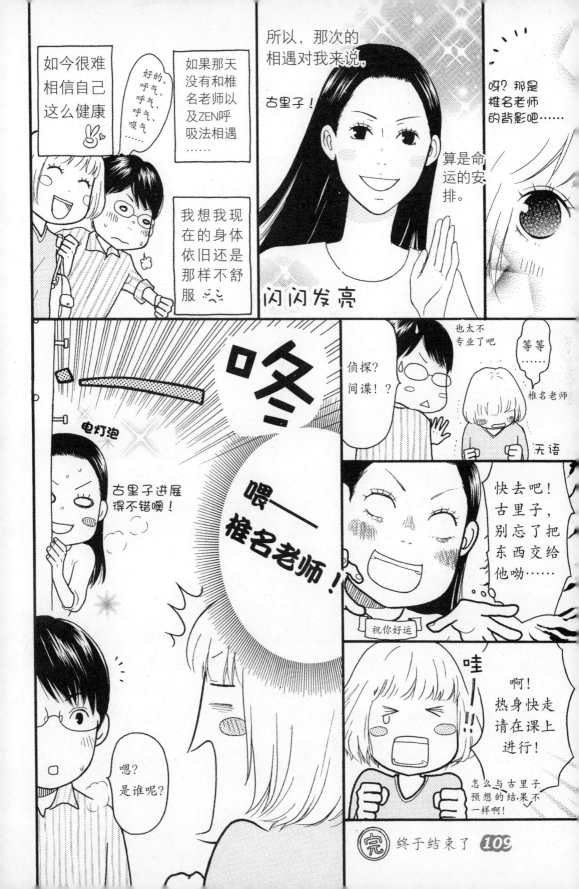

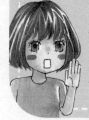

🐝第一节

行走、坐、卧时也可以用的呼吸法

在第二章中所介绍的ZEN呼吸法基本上都是站立时进行的，日常生活中我们在行走、坐、卧时，也可以活用各式各样的呼吸法。

比如，长时间坐于办公桌前，此时，我们可以一边意识底部核心，一边进行深而长的腹式呼吸。利用工作之余的短短数分钟就可以缓解疲劳，提高注意力和工作效率。

即将入睡时，想象有一把涂抹了很多药物黄油的大扫把，跟随呼吸，从身体里侧向外部清扫，会使你慢慢地进入梦乡。

接下来，是在走路时，用前两步的时间完成一次"呼气"，然后再两步完成一次"呼气"，接下来的两步完成一次"吸气"，像这样"呼气、呼气、吸气"的顺序进行呼吸法练习。如此，只要步行10分钟，代谢量就会增加。无需做特别的运动，运动量就可以提高为普通步行时的2倍以上，自然地，消耗量也会随之增加，便更加有利于减肥。

取坐位时

　　现代人使用电脑越来越频繁，这很容易导致身体，尤其是上身习惯性向前倾斜。如果是这样，身体重量并不是由座椅来承担，而是大部分由自己的身体来承担，久而久之，骶骨就会凸出，从而导致身体变形。需要做的是在坐着的时候，头部要尽可能向上提起，仿佛有向上拉伸的感觉，让脊骨、骶骨充分伸展开，并直立，矫正错误的坐姿。同时，请一边意识到底部核心，一边进行深而长的腹式呼吸。

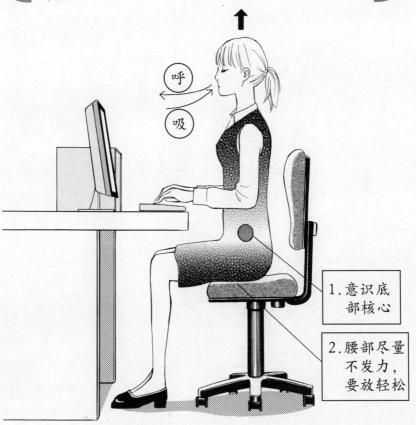

呼
吸

1.意识底部核心

2.腰部尽量不发力，要放轻松

入睡前

> 有很多人感觉"睡觉睡得越多就越发感到疲乏"。那是因为在睡眠中，身体仍然处于紧张状态，没有放松下来。首先，先让我们习惯放松的睡眠姿势，并感觉沾满药物黄油的扫把扫遍全身并浸透到了身体里面。这样会使睡眠质量有所提高！

手放在腰部

身体平躺，两脚自然打开，打开的宽度与腰同宽。不要枕枕头，把卷好的毛巾枕在头下方。双手放于背部，掌心对准腰部，然后身体自然放松。

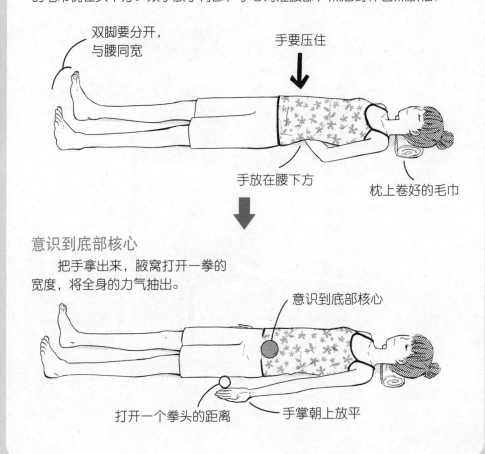

双脚要分开，与腰同宽

手要压住

手放在腰下方

枕上卷好的毛巾

意识到底部核心

把手拿出来，腋窝打开一拳的宽度，将全身的力气抽出。

意识到底部核心

打开一个拳头的距离

手掌朝上放平

呼吸的同时，感觉特大的扫把在清扫一样

一边吐出气息，一边体会犹如一把特大的带有温度和香味的扫把（两手能够进入的宽度），从头顶到足底将身体表面清扫干净的感觉。在配合呼吸时，感觉从脚底向身体的背面开始清扫，就像药物黄油渗透到了身体里。这样重复进行2～3分钟。

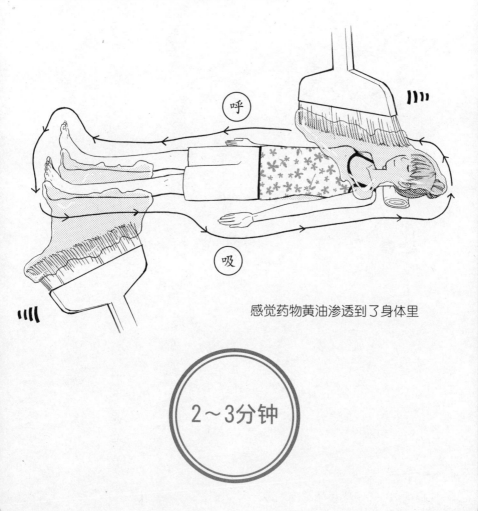

感觉药物黄油渗透到了身体里

2～3分钟

行走时

在走路时，一边体会头部向上提拉，整个足部踏向大地的感觉。每隔两步进行一次"呼气"，然后再隔两步进行一次"呼气"，隔两步又一次"呼气"，接下来的两步完成一次"吸气"。分三个阶段将腹部里的气息吐出。刚开始练习时，可以每次进行5～10分钟。

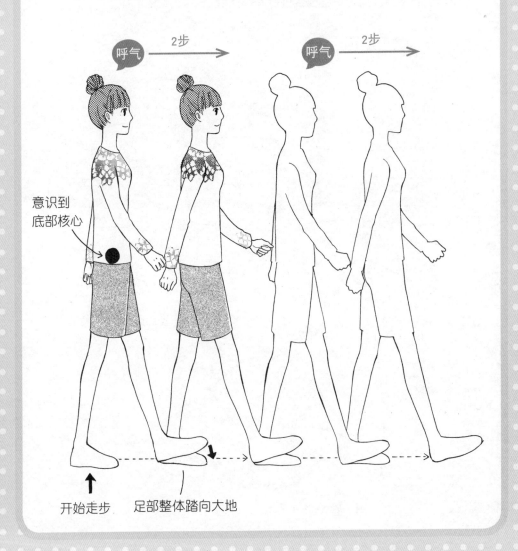

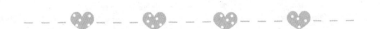

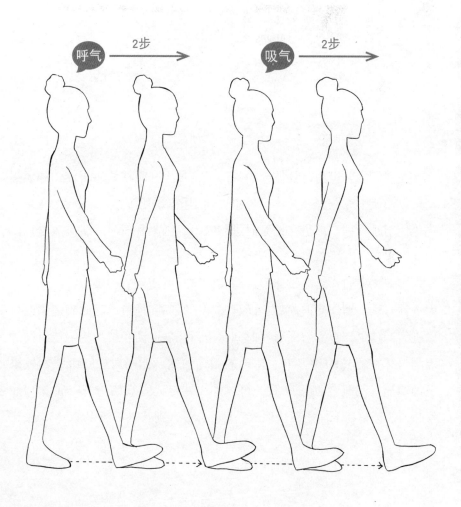

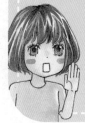

🐝第二节

搭配伸展运动和按摩，提升美丽度

在进行伸展运动以及按摩的基础上，加上呼吸法效果更佳。伸展运动可以使肌肉充分舒展开，另外也可使用按摩加压的方式，吐出气息。无论使用哪一种，都是在松开时进行吸气。因为呼气时，肌肉放松可以促进血液及淋巴循环。

接下来我们介绍在做伸展运动及按摩时所使用的呼吸方法。无论是哪一种方法，动作都很简单，而且不拘于时间和地点，随时想起来便可以进行。其中，泡澡后的一段时间是进行伸展运动和按摩的绝佳时间。因为身体在温热的状态下，体内的循环加速，比平时做呼吸法的效果更加明显。另外，在按摩时，可以加一些自己喜欢的香味（香薰精油等），这样有利于你能很快地放松身心，投入到呼吸法当中。

青蛙式伸展运动

肚子紧贴大腿根部，在进行腹式呼吸时，可以刺激大肠蠕动。这种伸展运动可有效改善便秘的症状。

1. 意识到底部核心

蹲下后，整个足底贴到地面上。膝盖大幅度被抻开，大腿根前部紧贴腹部，就像青蛙一样。

背部肌肉向上提拉

意识到底部核心

足底完全贴紧地面

大腿根部犹如能按到大肠一样

双脚大幅度水平打开

2. 两个膝盖紧贴

两个膝盖紧贴后进行深度的腹式呼吸。在深度腹式呼吸的状态下，重复1、2两个动作，并进行2~3分钟。

双脚宽度不变，两膝贴紧

大腿根部离开腹部

脚后跟不要上翘。

这样不合格！

背部呈弓形后，下腹部无法得到拉紧，即便进行深呼吸也起不到效果。请牢记正确的姿势。

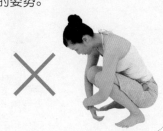

腹式呼吸 2~3分钟

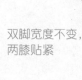

天地式伸展运动

> 提拉全身酸痛肌肉的伸展运动。通过调整姿势，可以减缓颈部、肩部、腰部、两侧腹部的酸痛程度。

正确的姿势

意识到
底部核心

两脚平行打开
与腰同宽

向上提拉

放松肘部

利用10~20
秒呼气

呼气

向大地按压

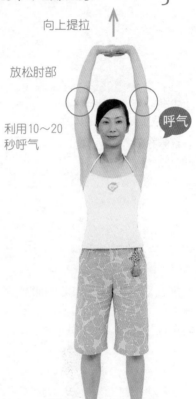

1. 站立，两脚分开

身体自然站立，两脚打开与腰同宽。意识到底部核心，将全身的力气抽出。

2. 双臂上举

十指紧扣，同时利用10~20秒钟吐出气息，手掌拉伸到头顶，掌心向上。此时，足底向大地方向下压。感觉上半身和上半身互相拉伸。

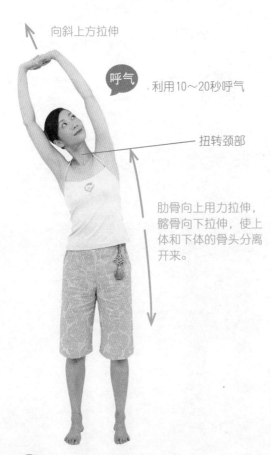

向斜上方拉伸

呼气 利用10～20秒呼气

扭转颈部

肋骨向上用力拉伸，髂骨向下拉伸，使上体和下体的骨头分离开来。

3. 肘部向上倾斜，拉伸腋下

吸气，放松双臂。利用10～20秒将气息吐出。用右臂带动上身，向右侧倾斜，扭转颈部，头部向左上方看，并感受左侧身体的拉伸感。持续半分钟左右，换另一侧做相反的动作。

这样不合格！

上身向左右倾倒时，肘部不要向前方下垂，而应使两臂直立向上。即使是微小的环节，也会影响全身进入状态。

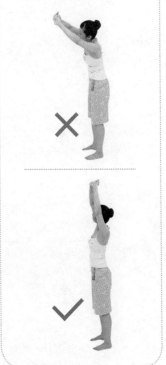

✕

✓

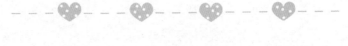

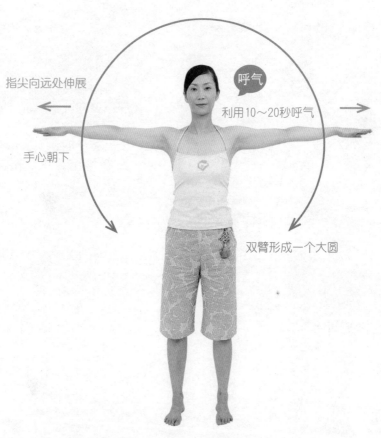

指尖向远处伸展

呼气

利用10～20秒呼气

手心朝下

双臂形成一个大圆

4. 放下双臂

利用10～20秒的时间完成一次吸气，然后在呼气的同时缓缓放下双臂，两臂放于身体两侧，自然放松，感受手部血液的加速流动。

鸵鸟式伸展运动

肩胛骨拉紧状态下向前屈，整体向背面拉伸。以肩部为旋转中心，打开全身关节，变成姿势美人！

1. 身体自然站立，两脚打开与腰同宽

两脚向两侧打开，与腰部同宽。意识到底部核心后，将全身的剩余力气抽出。

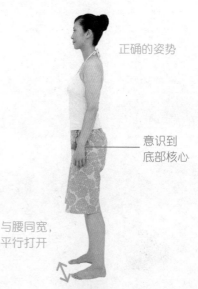

正确的姿势

意识到底部核心

与腰同宽，平行打开

2. 十指紧扣，肩部向下压

两手向后背扣住，两掌心相对，肩胛骨向后上方拉伸。

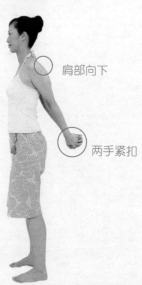

肩部向下

两手紧扣

挑战

感觉轻松的话，可以两手向上打开进行。

挑战

感觉轻松的话，可以伸开膝盖进行。

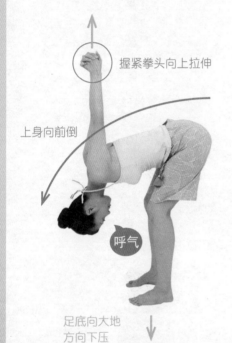

握紧拳头向上拉伸

上身向前倒

呼气

足底向大地方向下压

手臂向前方倾斜

肚子接近大腿根部

抽出颈部的力量

呼气

3. 变成鸵鸟姿势

在吐出气息的同时，整个脊骨带领上身向前倾倒，双臂仍保持在后，并向后方发力，提拉，摆出鸵鸟的姿势。此时，足底向大地方向下压。

4. 手臂再向前发力

先吸入气息，双手臂慢慢向前用力，感受手臂的拉伸感，同时，吐出气息。肚子接近大腿根部，进行深度腹式呼吸1～3次。

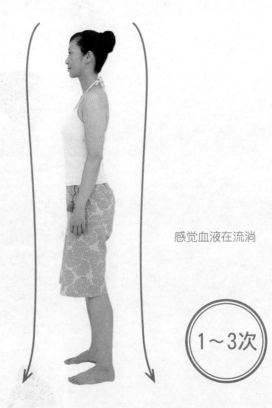

感觉血液在流淌

1~3次

5. 上身挺起，吐出气息

在吸气的同时，让上身慢慢抬起。接下来动作
返回到步骤1，感觉随着头部逐渐地抬起，头部
血液开始向下流淌，并吐出气息。

C型曲线扭转式伸展运动

> 背部的骨头做大幅度动作，这样可以消除上半身的酸痛。建议朋友们在办公空闲时间进行，坐在椅子上即可。

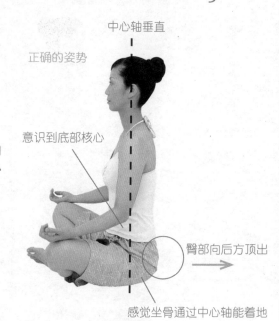

中心轴垂直

正确的姿势

意识到底部核心

臀部向后方顶出

感觉坐骨通过中心轴能着地

1. 盘腿坐下

坐下后双腿盘起，臀部的肉向后方顶起，坐骨感觉通过中心轴能着地。

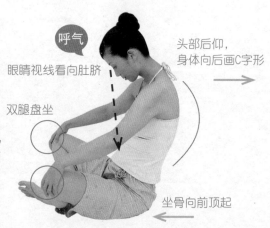

呼气

眼睛视线看向肚脐

头部后仰，身体向后画C字形

双腿盘坐

坐骨向前顶起

2. 坐骨向前顶起

双手抓住两个膝盖，边呼出气息，边向后方倾倒，坐骨向前伸出。此时，后背画出C字状。

3. 坐骨向后方顶出

一边吸气，坐骨一边向后方顶
起。此时，后背向反方向挺起，
正如写C字一样。

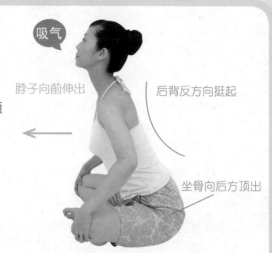

吸气

脖子向前伸出

后背反方向挺起

坐骨向后方顶出

4. 上身正直向后方扭转

右手手掌放到左膝盖上。左手放
于体后的臀部中心的位置。一边
呼气，一边将左膝盖压向右膝
盖，而后身体徐徐旋转。反方向
也是同样。

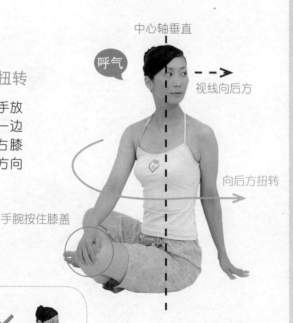

中心轴垂直

呼气

视线向后方

向后方扭转

手腕按住膝盖

这样不合格！

上身不够正直的情况
下，身体中心轴处于
倾斜状态。请将身体
中心轴处于垂直状态
下，使坐骨直起来。

站立式伸展运动

站立式动作是一个超简单的伸展运动。能够锻炼足部和腰部，矫正身体错误的身形从而保持中心轴的直立。

1. 双腿跪到地面后，脚趾立起

双腿跪到地面上，两膝盖打开空出一个拳头大小的距离。脚趾立起，将骶骨立在中间，两手心自然放到大腿上。

意识到底部核心

重心向后

手掌放到大腿部

骶骨立在中间

打开拳头大小

脚趾立起

2. 左腿立起

吐出气息的同时，左腿立起，脚心着地，右腿保持不变。

呼气

左腿立起

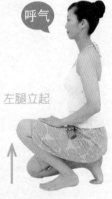

呼气

吸气

中心轴连接天地

上身不要摇晃

3. 站立起来

一边吸气，一边站起身来，吐出气体后，右脚靠近左脚。步骤1～3重复进行3次，左右互相交叉。

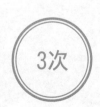

3次

右脚向左脚靠近

对颈椎、肩部不适有效的呼吸变美按摩法

促进颈部到肩部的血液循环，缓解肩颈酸痛的按摩方法。请将注意力集中到酸痛处，然后进行如下操作。

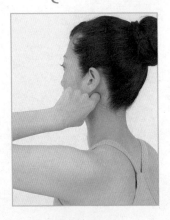

1. 从耳后按压到锁骨

一边吐出气息，一边找到在耳后突出的骨头（乳状突起）的下方，进行按下后垂直下压到锁骨位置。

※用第二根手指的第二节关节突起的部位来用力按压。

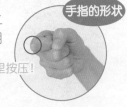

手指的形状

用这里按压！

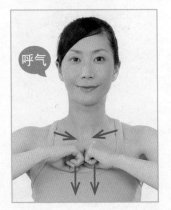

呼气

2. 在中间位置双手手指靠拢向下滑动

首先深吸一口气，然后边呼气，边将双手的两个第二根手指的第二关节相互靠拢，并置于胸部上方的中心处，抽出力气后，双手自然滑向下方。

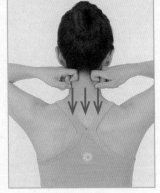

3. 颈椎处重复同样动作

蜷缩其他手指，只留出双手的大拇指并置于颈后，用两个大拇指依次从颈椎起点滑向颈椎根部，如此重复进行2次。

轻松变小脸的呼吸变美按摩法

促进脸部血液循环和淋巴血流的按摩。对变小脸，除去黑眼圈也是有效的。

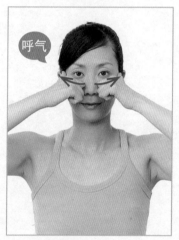

呼气

1. 从精明穴沿下眼框头按压到太阳穴

一边吐出气体，从精明穴开始按压，沿着下眼眶移动到太阳穴。

※拇指立起，第二个关节顶出后其他三个指头握紧。

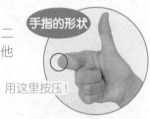

手指的形状

用这里按压！

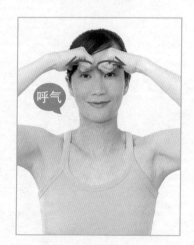

呼气

2. 从眉头按压到太阳穴

首先进行吸气，然后一边呼气，一边沿着眉头按压到太阳穴。

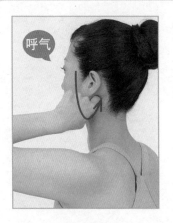

呼气

3. 从太阳穴按压到耳后

首先一边吸气后一边呼气，手指从太阳穴移动到耳后突起的骨头下方。

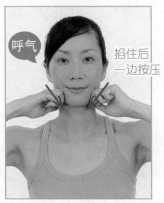

呼气

掐住后
一边按压

4. 用手指夹紧下颚，滑到中间

食指和中指的第二个关节顶起。

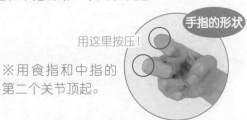

手指的形状

用这里按压！

※用食指和中指的
第二个关节顶起。

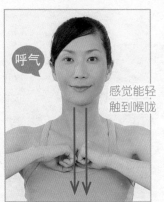

呼气

感觉能轻
触到喉咙

5. 在中间位置两手指靠拢，向下方滑动

首先进行吸气，然后随着气息地吐出，双手向下滑动，并将力气抽出。

※用第二根手指的第二节关节突起的部位来用力按压。

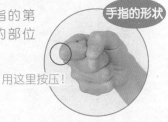

手指的形状

用这里按压！

ZEN呼吸法的操作提醒

每天应该持续做的

清晨起床后

⬇

太阳光洒在屋子里

⬇

进行ZEN呼吸法6分半钟

可跟随轻音乐进行练习

效果

- 睡醒时，眼睛一亮，头脑很清醒！
- 工作从早上开始便能集中注意力！效率提升！
- 心情稳定，体会身体和心灵双重健康的生活！

注意

- 不要过分用力。
- 因练习而给每天带来的变化可不必在意。
  （生理期以及身体不适时，可适量增减呼吸深度、时间）
- 如进行30分钟以上反倒会造成精神压力，请注意！
- 心情舒畅时练习会使效果加倍。

ZEN呼吸法的效果实感对照表

实践ZEN呼吸法，根据大家的问卷调查，针对身心的愉悦变化试做了如下日程表。可以此为参考，请一边期待一般持续进行ZEN呼吸法吧！

一周后

- 常年便秘消除，效果显著
- 早上起来更容易清醒
- 能用8秒钟完成一次吐气

2~3周后

- 没有控制食物摄入，但是体重也会减少2kg左右
- 头痛减轻
- 烦躁情绪减轻
- 注意力、工作效率提高

一个月后

- 肩部酸痛减轻
- 很多人会说"变成小脸""瘦了"之类的话
- 正确的姿势使身心舒畅
- 精神稳定
- 能用15秒钟完成一次吐气

2~3个月后

- 身体酸痛无需通过按摩未缓解
- 生理痛减轻，生理期提早结束
- 体寒症状被改善
- 不容易感冒
- 抗疲劳
- 经常被说起"体态姿势很好"
- 肌肤小疙瘩消失，肌肤变得光滑
- 感觉很有精神
- 即便多吃也不会变胖

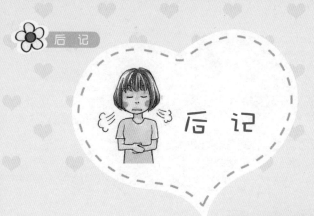

愿ZEN呼吸法
能为所有人带来健康与美丽

生命的存活依赖呼吸，因此我们更应该重视呼吸。正确的呼吸法能够调节体内健康状况，这一点看起来很难让人一下子就相信，而且起初我也是这样对呼吸法抱有怀疑态度的。

身体出现不适时，理应依赖于医院、药物、按摩等医学方法，而我现在通过每天早上的ZEN呼吸法练习，使我身体的自愈力和免疫力都真实地有所提高了，而且体温提升了1℃，也告别了低血压。就连一位练习呼吸法的医学教授也真实地感觉到了自己身体的自愈力量，并在不断地与我们分享健康的喜悦。

经过ZEN呼吸法练习，您是否也感觉到了自己的身体健康状况发生了改变呢？

血管连接着人体内的每个脏器，一个人体内的血管总长度加起来可绕地球2周半，类如这种内在的功能强大且容易被人忽视的健康环节，我们都可以通过ZEN呼吸法来调节。

原来的我由于身体不适一直没有自信，是ZEN呼吸法让我重拾健康和自信，也让我发现了自身的潜能。通过这本书的撰写，使我更加关注健康，并且意识到全民健康的重要性。我希望能通过我的努力、大家的努力让更多的朋友收获健康和美丽！

　　身体健康也好，苗条身材和靓丽的肌肤也好，都是需要从内部调节才能够达到最终、最好的效果的。ZEN呼吸法就是这种让你由内而外发生改变的法宝！

　　现在我告别了头痛、肩部酸痛、体寒以及便秘，身体由内而外地变得越发健康和美丽，这些都归功于每天早晨6分半的ZEN呼吸法。ZEN呼吸法会使体内细胞逐个活化开来，唤醒体内每一个脏器以及其他身体各处的功能。现在我深深地感到，健康对我们每个人的重要，它能为我们带来无法比拟的喜悦和幸福，并且美丽也会油然而生。

　　在此，非常感谢传授ZEN呼吸法重要性给我的白隐禅师等诸前辈们，还有有田老师、打越老师、明日香以及在我身体健康出现问题并感到绝望的时候鼓励我的家人、朋友们，事务所的同事们还有大野MG。另外，还有支撑我走到现在的ZEN呼吸法授课的学生们——小萌、泉美、翠寿、ARM公司、各家企业、京都的吉川先生等。与此同时我也要感谢双叶社的池永先生、KWC的久子小姐、岛小姐、柳泽夫妇、漫画家仁香老师。

　　最后，衷心地祝愿ZEN呼吸法能为每位朋友都带来健康和美丽，收获无限……

椎名由纪

2010年10月

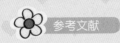

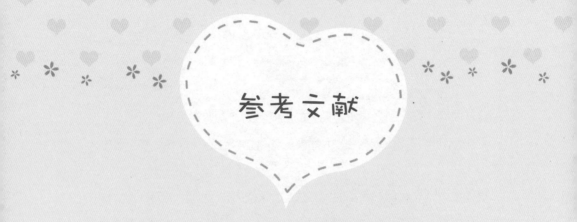

参考文献

[1]从大脑消除压力技术. [日]有田秀穗著. 日本：Sunmark出版

[2]血清素缺乏脑. [日]有田秀穗著. 日本：日本放送出版协会

[3]改变呼吸，健康长寿. [日]打越晓著. 日本：洋泉社

[4]白隐禅师之读法. [日]栗田勇著. 日本：祥传社

[5]小学馆图鉴NEO. 人类生命历史. 日本：小学馆

非常感谢大家读到了最后！如果今天的你还没有开始做ZEN呼吸法，那会是你人生的一大损失哟！

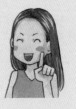

by椎名由纪

我的ZEN呼吸法练习记录表

日期	练习心得
/	
/	
/	
/	
/	
/	
/	
/	
/	
/	

我的ZEN呼吸法练习记录表

日期	练习心得
/	
/	
/	
/	
/	
/	
/	
/	
/	
/	